《經絡穴位按摩大全》
暢銷書作者
醫學博士 查煒 主編

U0060149

中醫婦科
對症調理

按摩大全

一本女性專屬的
全身經絡穴位保養圖典

**女性居家
必備！**

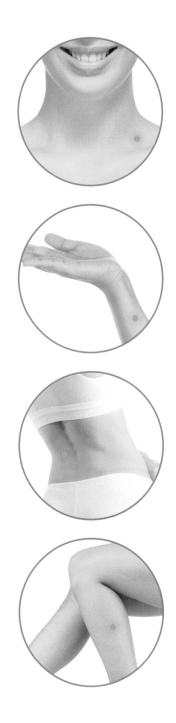

本書僅提供自我保健指導，醫學專業問題請隨時諮詢醫療機構

本書內容是查煒博士多年來研究的精華彙集，其內容普遍適用於一般社會大眾。
但由於個人體質各有差異，若在參閱、採用本書的建議後仍未能獲得改善或仍
有所疑慮，建議您向專科醫師諮詢，為健康做好最佳的把關。

前言

黃褐斑、黑眼圈……這些面子問題怎麼解決？

痛經、月經不調、外陰瘙癢……這些難言之隱該如何防治呢？

不孕症、習慣性流產……想要一個寶寶真的那麼難？

心煩、失眠、熱潮紅、盜汗……是不是更年期到了？

現在市面上有很多關於女性保健的書，講解過於專業，對讀者來說實用性不高。本書收錄了 409 個常用穴位的功效主治和取穴方法，精選當今女性關注的穴位美容、穴位瘦身、穴位治療常見病等按摩療法，對女性健康特別重要的穴位還附有按摩手法圖，簡單清晰明瞭。

另外，對於女性痛經、乳腺炎、子宮肌瘤、不孕症等多發病，本書講解了詳細的按摩步驟和按摩療程，並提供可配合使用的簡單易行的食療方法，不僅有助於女性恢復健康，更能為女性的美麗加分。

其實，只要按揉穴位，打通經絡，令體內毒素排出，氣血就會通暢，女性的美麗和健康自然就會重新回來！

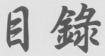

常用骨度分寸示意圖（背面）

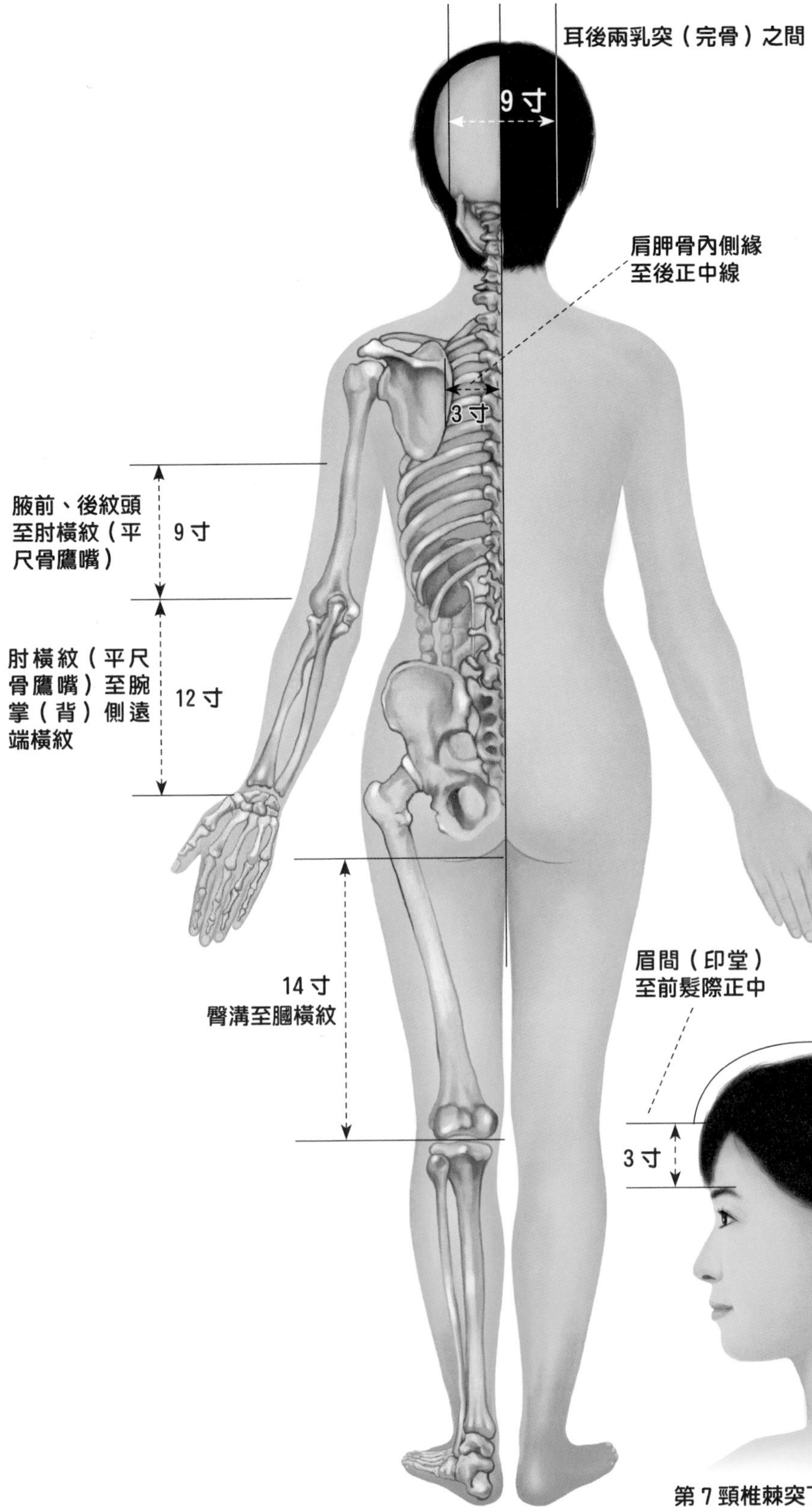

耳後兩乳突（完骨）之間

9寸

肩胛骨內側緣
至後正中線

3寸

腋前、後紋頭
至肘橫紋（平
尺骨鷹嘴）

9寸

肘橫紋（平尺
骨鷹嘴）至腕
掌（背）側遠
端橫紋

12寸

14寸
臀溝至膕橫紋

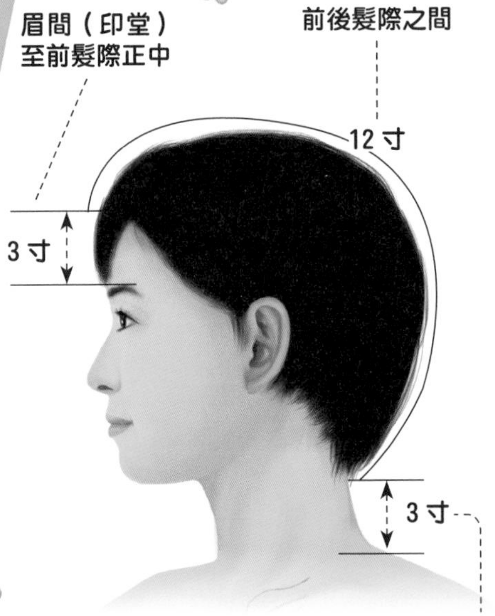

眉間（印堂）
至前髮際正中

前後髮際之間

12寸

3寸

第7頸椎棘突下（大椎）至後髮際正中

3寸

常用骨度分寸示意圖（正面）

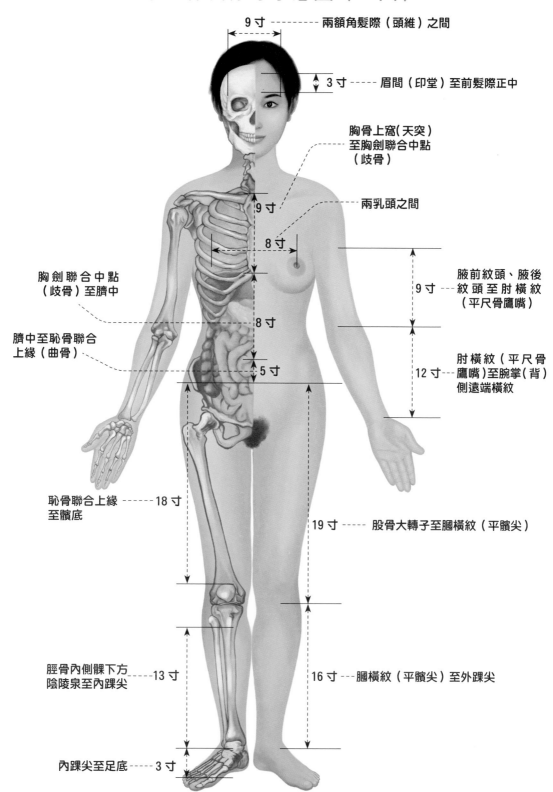

9寸 ------ 兩額角髮際（頭維）之間

3寸 ------ 眉間（印堂）至前髮際正中

胸骨上窩（天突）
至胸劍聯合中點
（歧骨）

9寸

兩乳頭之間

8寸

腋前紋頭、腋後
9寸 --- 紋頭至肘橫紋
（平尺骨鷹嘴）

胸劍聯合中點
（歧骨）至臍中

8寸

臍中至恥骨聯合
上緣（曲骨）

5寸

肘橫紋（平尺骨
12寸 鷹嘴）至腕掌（背）
側遠端橫紋

恥骨聯合上緣 ------ 18寸
至髕底

19寸 ----- 股骨大轉子至膕橫紋（平髕尖）

脛骨內側髁下方
陰陵泉至內踝尖 --- 13寸

16寸 --- 膕橫紋（平髕尖）至外踝尖

內踝尖至足底 ----- 3寸

第一章
20種女性常見病的特效按摩

痛經、月經不調、陰道炎，女人的難言之隱；不孕症、習慣性流產，女人說不出的痛苦；還有更年期的各種心煩、失眠，這些都困擾著女性的健康。因此，本章我們選出適合按摩防治的20種女性常見疾病，希望透過簡便易行的按摩方法，幫助女性減輕病痛。

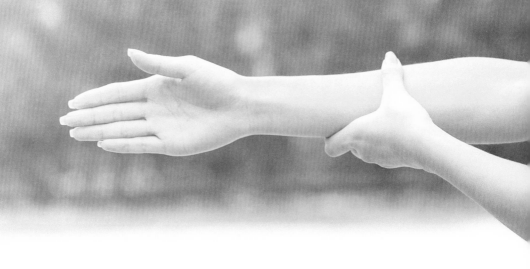

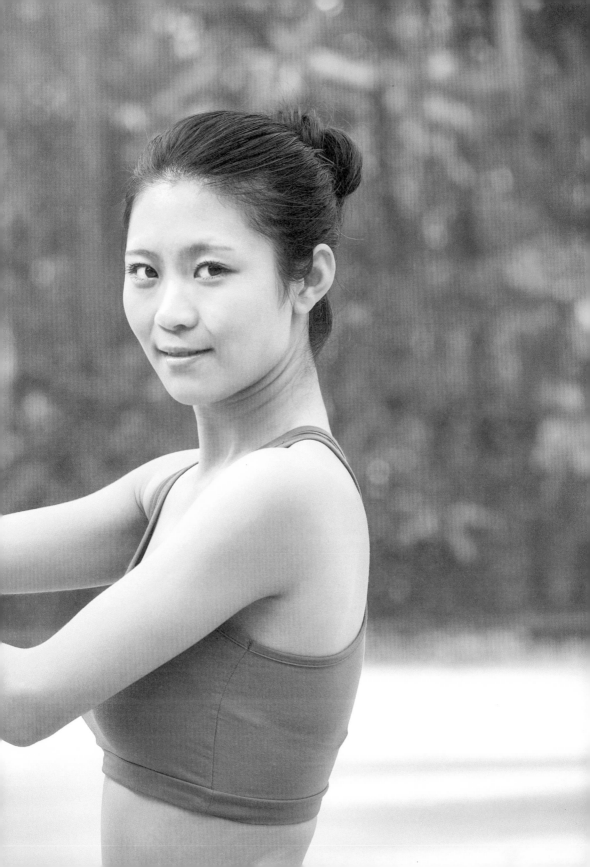

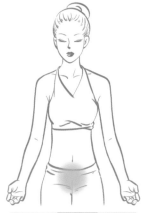

月經不調

症狀 週期異常、出血量少、痛經、抑鬱。

療程 經前 1 週開始按摩,經期禁按。長期
堅持,效果更佳。

註:圈箭頭 ⟲ 為按揉、點揉
　　直箭頭 ------→ 為點壓、按壓

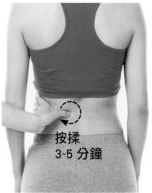

按揉
3~5 分鐘

1. 按揉腎俞
用拇指指腹按揉腎俞 3~5
分鐘。

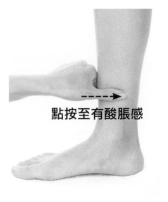

點按至有酸脹感

2. 點按三陰交
用拇指指腹點按三陰交 1
分鐘,直到有酸脹感為宜。

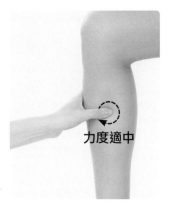

力度均衡

3. 點按血海
用拇指指端點按血海 1 分
鐘,力度要均衡。

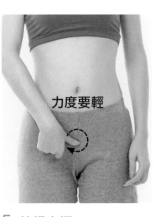

力度適中

4. 按揉地機
用拇指指腹按揉地機 1 分
鐘,力度適中。

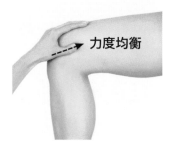

力度要輕

5. 按揉中極
用拇指按揉中極 1 分鐘,
力度要輕,以免傷及臟腑。

食療:月經不調的女性,
在堅持按摩的同時還可
以搭配食療方法。首先推
薦當歸荷包蛋。取雞蛋 2
個,當歸 9 克,紅糖 30
克。當歸煎水去渣,打入
雞蛋,加入紅糖,煮成荷
包蛋。早起後空腹食用。

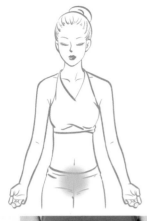

痛經

症狀　腹部疼痛、痛及腰骶、手足厥冷。

療程　經前 1 週開始按摩，經期禁按。長
期堅持，效果更佳。

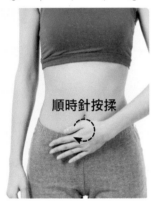

順時針按揉

1. 按揉氣海

中間四指併攏，用手掌順
時針方向在氣海按摩 30 圈。

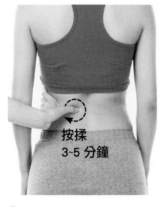

按揉
3~5 分鐘

2. 按揉腎俞

用拇指指腹按揉腎俞 3~5
分鐘。

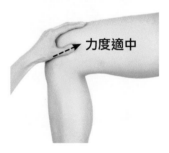

力度適中

3. 按壓血海

用拇指指腹按壓血海 2
分鐘，力度適中。

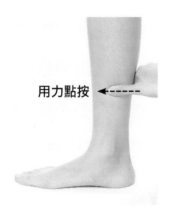

用力點按

4. 點按蠡溝

以拇指指端用力點按蠡溝
20 次。

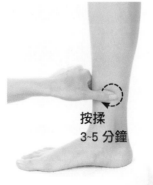

按揉
3~5 分鐘

5. 按揉三陰交

用拇指指腹按揉三陰交
3~5 分鐘。

食療：除了按摩穴位之外，
平時多吃一些活血補血的
食物對緩解痛經有很大的
幫助。絲瓜紅糖飲就是不
錯的選擇。取絲瓜 50 克，
紅糖適量。絲瓜洗淨，去
皮，切塊，放入鍋中加水
煎煮，調入紅糖即可。經
後 3 天開始服用，經前停
服。絲瓜可調經，紅糖可
補血，此飲能預防痛經。

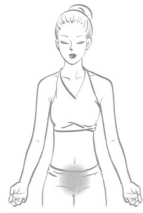

閉經

症狀　無月經或停經超過 3 個月、初潮較遲、面色無華。

療程　1 個月為 1 個療程。

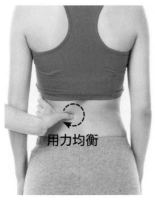

1. 按揉腎俞

用拇指指腹按揉腎俞 3~5 分鐘。

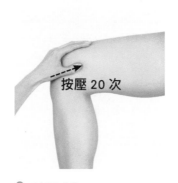

2. 按壓血海

用拇指指腹用力均衡地按壓血海 20 次。

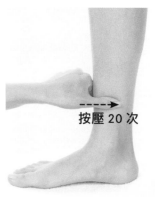

3. 按壓三陰交

用拇指指腹按壓三陰交 20 次。

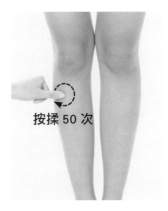

4. 按揉足三里

用拇指指腹按揉足三里 50 次。

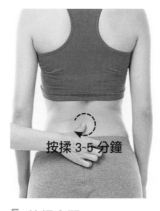

5. 按揉命門

用拇指指腹按揉命門 3~5 分鐘。

食療：閉經的女性首選紅花來做食療，推薦紅花糯米粥。取藏紅花、當歸各 10 克，丹參 15 克，糯米 100 克。將藏紅花、當歸、丹參放入鍋中，煎煮取汁；糯米洗淨，浸泡 3 小時，加入煎煮汁液和適量清水，熬煮成粥。藏紅花活血化瘀；當歸活血補血；丹參活血調經，祛瘀止痛。

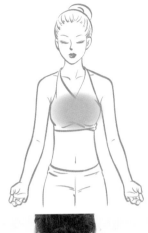

乳腺增生

症狀　乳房腫脹、乳腺有腫塊、伴有疼痛。

療程　由外向內打圈按摩乳房每次 10~15 分鐘。每天按摩，直到症狀消失為止。

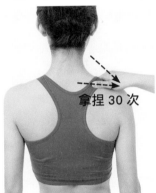

1. 拿捏肩井

用拇指和其餘四指拿捏肩井處肌肉 30 次。

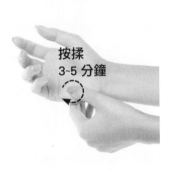

2. 按揉少府

用拇指指腹按揉少府 30~50 次。

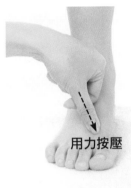

3. 按壓太衝

用拇指指端按壓太衝 30 次，用力稍重。

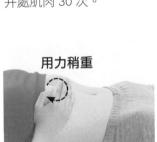

4. 推揉大包

用掌根推揉大包 50~100 次，用力稍重。

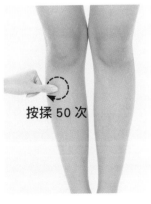

5. 按揉足三里

用拇指指腹按揉足三里 50 次。

食療：每週吃 1 次海帶對緩解乳腺增生很有好處。取海帶 100 克，雞蛋 1 個。海帶洗淨，切絲，放入鍋中，加入適量水，燒開後放入打散的雞蛋煮熟，加鹽和香油調味即可。海帶含有大量的碘，可促使卵巢濾泡黃體化，使內分泌失調得到調整，降低女性患乳腺增生的風險。

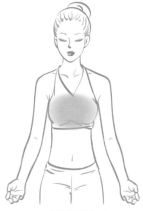

經前乳脹

症狀 月經來前 1 週左右，乳房脹痛，嚴重者不能觸碰。

療程 經前 1 週開始按摩，經期禁按。

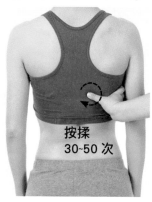

按揉
30~50 次

1. 按揉肝俞

用拇指指腹按揉肝俞30~50 次。

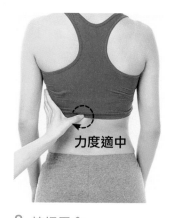

力度適中

2. 按揉胃俞

用拇指指腹按揉胃俞30~50 次。

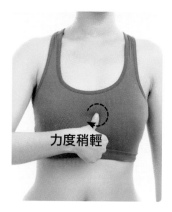

力度稍輕

3. 按揉膻中

用拇指按揉膻中30~50 次。

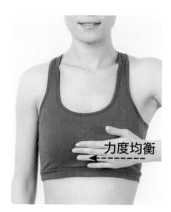

力度均衡

4. 推擦乳根

用手掌推擦乳根30~50 次。

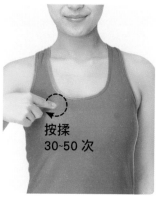

按揉
30~50 次

5. 按揉膺窗

用食指指腹按揉膺窗30~50 次。

食療：經前乳脹的女性平時注意保持情緒穩定，不穿過緊的胸罩，不要吃辛辣刺激性強的食物。平時可以多喝雙花茶。取玫瑰花和月季花各 10 克，用開水沖泡，悶 10 分鐘即可飲用。

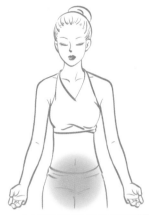

不孕症

症狀 婚後夫婦有正常性生活，未避孕同居 2 年以上而未受孕的一種病症。

療程 堅持按摩，效果更顯著。

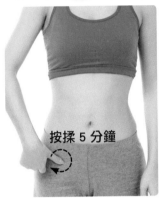

按揉 5 分鐘

1. 按揉子宮
用拇指指腹按揉子宮 5 分鐘。

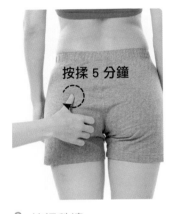

按揉 5 分鐘

2. 按揉秩邊
用拇指指腹按揉秩邊 5 分鐘。

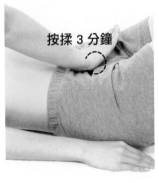

按揉 3 分鐘

3. 按揉關元
用掌根按揉關元3分鐘。

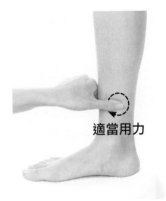

適當用力

4. 按揉三陰交
用拇指指腹按揉三陰交 1 分鐘，適當用力。

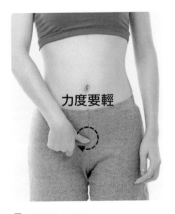

力度要輕

5. 按揉中極
用拇指指腹按揉中極 1 分鐘，力度要輕，以免傷及臟腑。

食療：血瘀的女性患上不孕症最好經常食用當歸桃仁粥。取當歸、白朮各 12 克，桃仁 9 克，米 50 克。當歸、桃仁、白朮置砂鍋中，加水燒開後再煎 30 分鐘，去渣入米，共煮為粥。此粥具有活血化瘀，溫經通絡的功效。

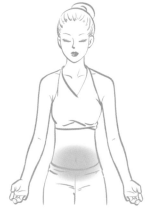

習慣性流產

症狀　連續自然流產 3 次及 3 次以上。

療程　流產後 15 天開始按摩，3 個月為 1 個
　　　療程。

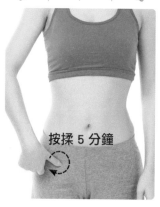

按揉 5 分鐘

1. 按揉子宮

用拇指指腹按揉子宮
5 分鐘。

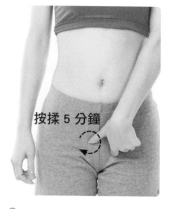

按揉 5 分鐘

2. 按揉大赫

用拇指指腹按揉大赫 5
分鐘。

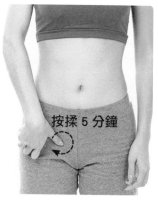

按揉 5 分鐘

3. 按揉歸來

用拇指指腹按揉歸來 5
分鐘。

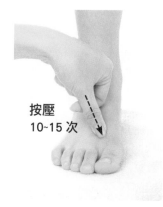

按壓
10~15 次

4. 按壓太衝

拇指指腹按壓太衝
10~15 次。

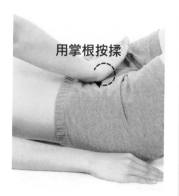

用掌根按揉

5. 按揉關元

用掌根按揉關元 3 分鐘。

食療：習慣性流產的女性
可以經常吃點核桃。中醫
認為核桃的主要功效為補
腎氣、益精血，經常吃點
核桃不僅能預防流產，還
能讓膚色紅潤起來。每天
取核桃 20 克，米 50 克，
一起熬粥食用即可。

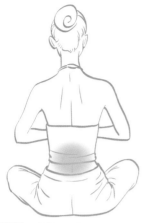

產後腰痛

症狀　分娩之後小腹或下腰部隱隱作痛，時痛時好，伴有惡露不盡等。

療程　分娩 10 天後開始按摩，7 天為 1 個療程。

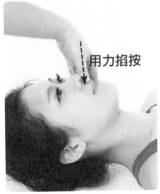

用力掐按

1. 掐按人中

用拇指指腹掐按人中 1 分鐘。

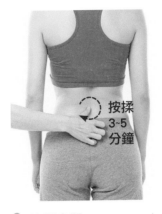

按揉 3~5 分鐘

2. 按揉命門

用拇指指腹按揉命門 3~5 分鐘。

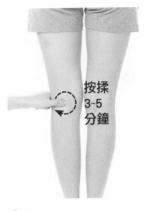

按揉 3~5 分鐘

3. 按揉委中

用拇指指腹按揉委中 3~5 分鐘。

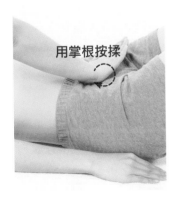

用掌根按揉

4. 按揉關元

用掌根按揉關元 3 分鐘。

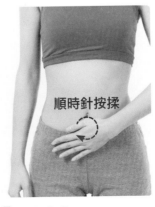

順時針按揉

5. 按揉氣海

中間四指併攏，用手掌順時針方向在氣海按摩 30 圈。

食療：產後腰痛的女性要經常吃黑米。黑米具有較好的滋補功效，也非常適合產後虛弱、貧血、腎虛者。取黑米 100 克，銀耳 10 克，紅棗 10 枚。黑米淘洗乾淨，提前一晚上浸泡；銀耳用清水泡發，撕小朵；紅棗洗淨，去核，撕小塊。三者一同放入壓力鍋中，加水適量後煮至粥熟即可食用。

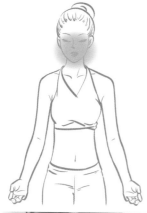

妊娠反應

症狀 頭暈乏力、食慾缺乏、喜酸食物或厭惡油膩、噁心、晨起嘔吐等一系列反應。

療程 嘔吐時就可以開始按摩，有止吐的作用。

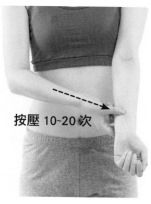

按壓 10~20 次

1. 按壓內關

用拇指指腹按壓內關 10~20 次。

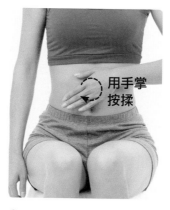

用手掌按揉

2. 按揉中脘

用手掌按揉中脘 1~3 分鐘。

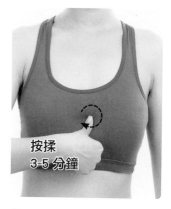

按揉 3~5 分鐘

3. 按揉膻中

用拇指按揉膻中 3~5 分鐘。

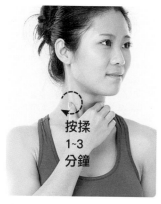

按揉 1~3 分鐘

4. 按揉扶突

用拇指指腹按揉扶突 1~3 分鐘。

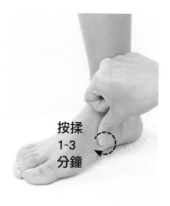

按揉 1~3 分鐘

5. 按揉公孫

用拇指指腹按揉公孫 1~3 分鐘。

食療：妊娠反應不是病，一般不必用藥物治療。食物清淡，儘量不吃太鹹、油膩或有特殊氣味的食物；餅乾、麵包以及蘇打餅乾等食物可降低孕吐的不適。吃完點心後，應該過一段時間後再喝水。

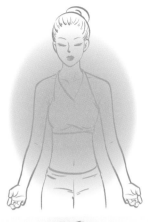

更年期症候群

症狀　潮紅、自汗、多食、焦慮。

療程　15 天為 1 個療程。

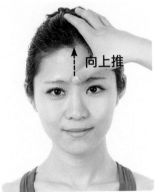

向上推

1. 推印堂
用拇指指腹沿印堂向上推，反覆做 1 分鐘。

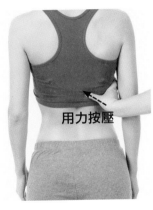

用力按壓

2. 按壓脾俞
拇指用力按住脾俞，稍等片刻再猛然放開，反覆做 1 分鐘。

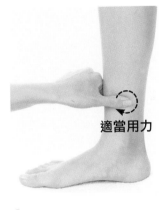

適當用力

3. 按揉三陰交
用拇指指腹按揉三陰交 1 分鐘，適當用力。

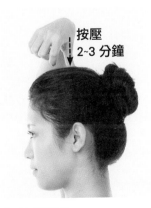

按壓
2~3 分鐘

4. 按壓百會
用拇指指腹按壓百會 2~3 分鐘。

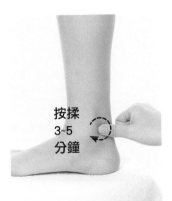

按揉
3~5
分鐘

5. 按揉太溪
用拇指指腹按揉太溪 3~5 分鐘。

食療：更年期的女性可以經常食用枸杞百合蛋黃羹。取枸杞 30 克，鮮百合 80 克，雞蛋（取蛋黃）2 個，冰糖適量。百合撕瓣，洗淨；蛋黃攪勻。將枸杞、百合加水小火煎煮 30 分鐘後，倒入蛋黃，加冰糖調味即可。適用於更年期症候群之腎陰虛症。

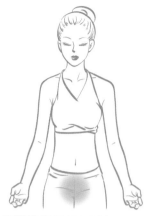

骨盆腔炎

症狀　白帶發黃、月經裡面血塊多、性交後出血、小腹墜痛等。

療程　7~10 天為 1 個療程。

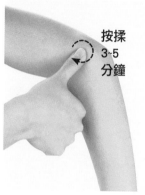

按揉 3~5 分鐘

1. 按揉曲池

用拇指指腹按揉曲池 3~5 分鐘。

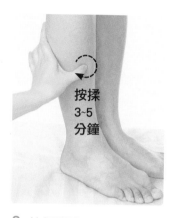

按揉 3~5 分鐘

2. 按揉豐隆

用拇指指腹按揉豐隆 3~5 分鐘。

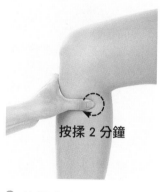

按揉 2 分鐘

3. 按揉陰陵泉

用拇指按揉陰陵泉 2 分鐘。

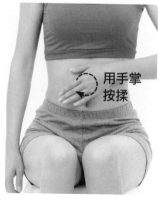

用手掌按揉

4. 按揉中脘

用手掌按揉中脘 1~3 分鐘。

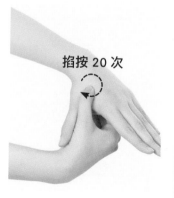

掐按 20 次

5. 掐按合谷

用拇指指尖掐按合谷 20 次。

食療：金銀花氣味芳香，中醫認為金銀花的主要功效為清熱解毒、涼血化瘀，可以治療熱性疾病。盆腔炎患者若是由濕熱所導致的，就可以用金銀花進行食療。取金銀花 10 克。將金銀花放入茶杯中，倒入適量開水，悶 5 分鐘左右即可飲用。

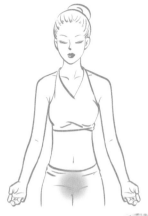

陰道炎

症狀　分泌物明顯增多，呈稀薄均質狀或稀糊狀，為灰白色、灰黃色或乳黃色，帶有特殊的魚腥臭味。

療程　7~10 天為 1 個療程。

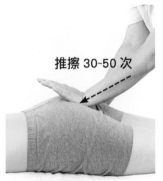

推擦 30~50 次

1. 推擦八髎

用掌根推擦八髎 30~50 次。

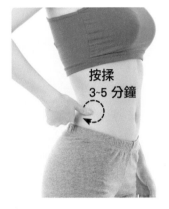

按揉 3~5 分鐘

2. 按揉帶脈

用拇指按揉帶脈 3~5 分鐘。

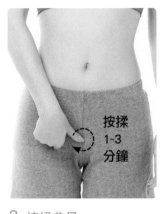

按揉 1~3 分鐘

3. 按揉曲骨

用拇指指腹按揉曲骨 1~3 分鐘。

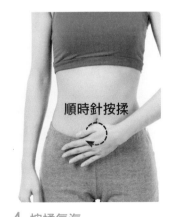

順時針按揉

4. 按揉氣海

中間四指併攏，用手掌順時針方向在氣海按摩 30 圈。

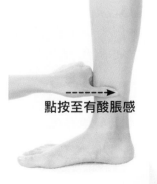

點按至有酸脹感

5. 點按三陰交

用拇指指腹點按三陰交 1 分鐘，直到有酸脹感為宜。

食療：取鮮山藥 100 克，白扁豆、蓮子肉各 30 克，米 100 克，白糖適量。白扁豆、蓮子肉、米加水煮粥，將成時，加入山藥、白糖煮至粥成即可。每天 1 劑，分 2 次服用，可常用。具有健脾補腎、去濕化濁等功效，適用於脾虛型陰道炎。

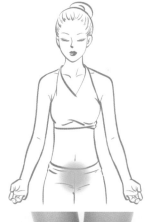

子宮脫垂

症狀　子宮從正常位置向下移位，甚至完全脫出於陰道口外。

療程　除經期之外，其他時間都可以按摩。

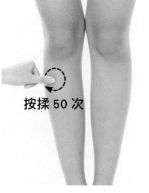

按揉 50 次

1. 按揉足三里

用拇指指腹按揉足三里 50 次。

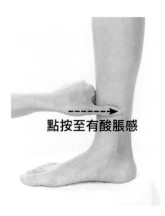

點按至有酸脹感

2. 點按三陰交

用拇指指腹點按三陰交 1 分鐘，直到有酸脹感為宜。

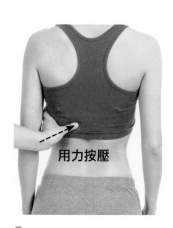

用力按壓

3. 按壓脾俞

拇指指腹用力按住脾俞，稍等片刻再猛然放開，反覆 1 分鐘。

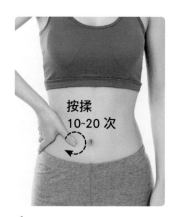

按揉 10~20 次

4. 按揉天樞

拇指指腹按揉天樞 10~20 次。

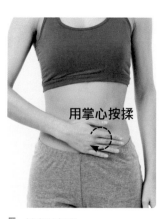

用掌心按揉

5. 按揉神闕

用掌心緩緩地按揉腹部的神闕 3~5 分鐘。

食療：中醫認為子宮脫垂與氣虛關係密切。子宮脫垂患者不妨考慮用能補氣的黃耆進行食療。取黃耆 30 克，烏骨雞 1 隻，鹽適量。將烏骨雞去內臟，洗淨後入沸水中汆一下。黃耆用紗布包好，裝入雞肚內，入鍋加水及鹽適量，燉至烏骨雞爛熟即可。

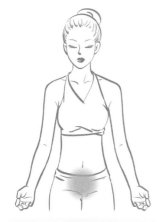

多囊性卵巢症候群

症狀　卵泡不成熟、月經紊亂、發胖、體毛多等。

療程　堅持按揉 2~3 個月為 1 個療程。

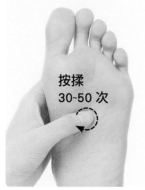

1. 按揉湧泉

用拇指按揉湧泉 30~50 次。

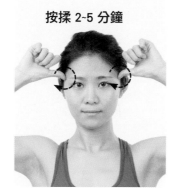

按揉 2~5 分鐘

2. 按揉太陽

用拇指按揉太陽 2~5 分鐘。

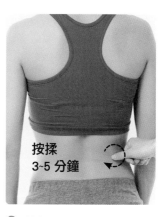

按揉 3~5 分鐘

3. 按揉腰眼

用拇指按揉腰眼 3~5 分鐘。

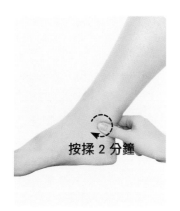

按揉 2 分鐘

4. 按揉太溪

用拇指按揉太溪 2 分鐘。

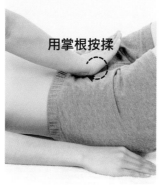

用掌根按揉

5. 按揉關元

用掌根按揉關元 3 分鐘。

食療：用何首烏藥膳來補腎。通過補腎強身以增強腎主生殖的功能。取何首烏 10 克，紅棗 10 枚，黨參 15 克，米 100 克。把米淘洗乾淨，紅棗洗淨；將何首烏烘乾，打成細粉；黨參切片。將準備好的原料都放入砂鍋中，大火燒開，小火熬到粥熟即可。

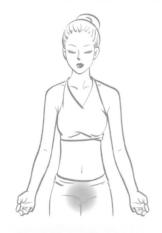

帶下病

症狀　帶下量多，黏稠如膿或清稀如水，雜見五色，有腥臭氣味等。

療程　經期結束後開始按摩，1 個月為 1 個療程。

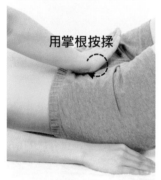

1. 按揉關元
用掌根按揉關元 3 分鐘。

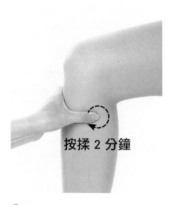

2. 按揉陰陵泉
用拇指按揉陰陵泉 2 分鐘。

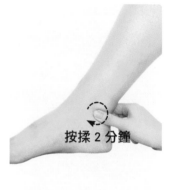

3. 按揉太溪
用拇指按揉太溪 2 分鐘。

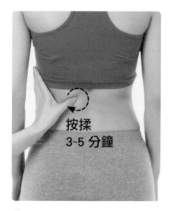

4. 按揉三焦俞
用拇指指腹按揉三焦俞 3~5 分鐘。

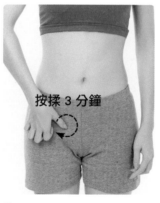

5. 按揉水道
用拇指指腹按揉水道 3 分鐘。

食療：患有帶下病的女性可以經常食用蚌肉米酒湯。取蚌肉 150 克，米酒、薑汁、鹽各適量。蚌肉洗淨；油鍋燒至七成熱，放入蚌肉，調入米酒、薑汁，加適量清水同煮至熟，加鹽調味即可。吃蚌肉喝湯。此湯適用於陰虛內熱、月經過多、白帶異常等症狀。

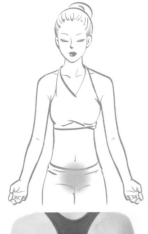

卵巢早衰

症狀　身體潮熱、停經早、卵子數量少等。

療程　1 個月為 1 個療程。長期按摩，效果更佳。

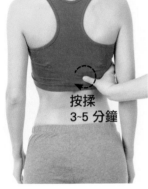

1. 按揉脾俞

用拇指指腹按揉脾俞 3~5 分鐘。

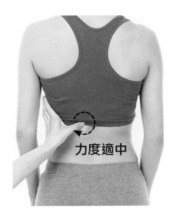

2. 按揉胃俞

用拇指指腹按揉胃俞 3~5 分鐘。

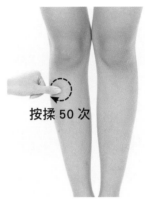

3. 按揉足三里

用拇指指腹按揉足三里 50 次。

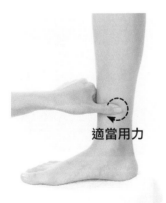

4. 按揉三陰交

用拇指指腹按揉三陰交 3~5 分鐘。

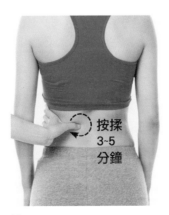

5. 按揉腎俞

用拇指指腹按揉腎俞 3~5 分鐘。

食療：防止卵巢早衰的關鍵是補好氣血，平時可以多吃牛肉。取牛肉 50 克，米 100 克，雞蛋 1 個，生薑絲、黃酒、鹽、蔥花各適量。牛肉洗淨，切絲，用生薑絲、蛋清、黃酒醃製片刻；米洗淨，加足水，大火燒開後轉小火煮 10 分鐘。牛肉全部倒入米粥內同煮 45 分鐘，調入鹽，撒上蔥花即可。

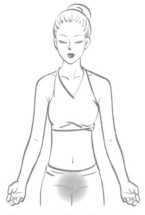

女性性冷淡

症狀 缺乏性的興趣和性活動的要求，持續至少
3 個月。

療程 不可操之過急，應持之以恆，只要堅持
1~2 個月，完全有治癒的可能。

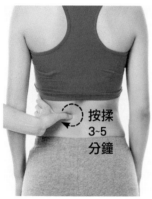

1. 按揉腎俞
用拇指指腹按揉腎俞 3~5
分鐘。

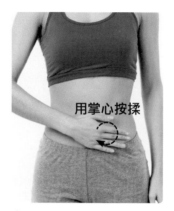

2. 按揉神闕
用掌心緩緩地按揉腹
部的神闕 3~5 分鐘。

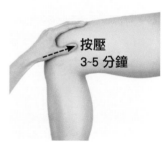

3. 按壓血海
用拇指指腹輕輕按壓血海
30~50 次。

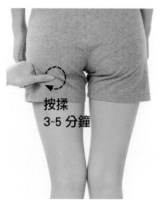

4. 按揉承扶
用拇指指腹按揉承扶
3~5 分鐘。

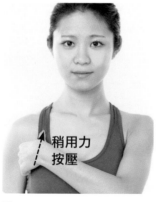

5. 按壓中府
用拇指指腹稍用力按壓
中府 10~20 次。

食療：性冷淡的女性
可以經常食用附子燉
豬腰。取製附子 6 克，
豬腰 2 個。豬腰洗淨
切開，去掉白膜，切
碎；將豬腰與製附子
一起煮熟，加鹽調味，
喝湯吃豬腰。每天 1
次，連用 10 天。

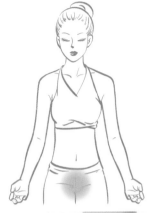

子宮肌瘤

症狀　子宮出血、腹部包塊、腰腹疼痛、白帶增多、小便頻急、大便不暢等。

療程　除了經期都可以按摩。

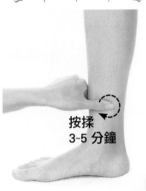

按揉
3~5 分鐘

1. 按揉三陰交
用拇指指腹按揉三陰交3~5 分鐘。

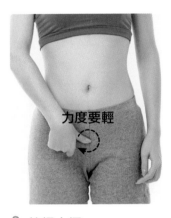

力度要輕

2. 按揉中極
用拇指指腹按揉中極 1 分鐘，力度要輕，以免傷及臟腑。

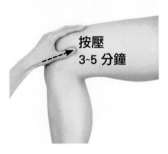

按壓
3~5 分鐘

3. 按壓血海
用拇指指腹按壓血海3~5 分鐘。

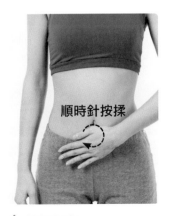

順時針按揉

4. 按揉氣海
中間四指併攏，用手掌順時針方向在氣海按摩 30 圈。

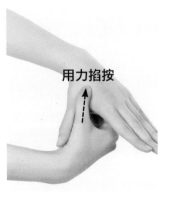

用力掐按

5. 掐按合谷
用拇指指尖掐按合谷20 次。

食療：中醫認為導致子宮肌瘤的原因是正氣不足、氣滯血瘀，可以從輔正氣、活血化瘀著手進行食療調理。取桃仁、山楂各 9 克，米 100 克。山楂和桃仁一同放入砂鍋中，加適量清水，大火燒開，小火煮20 分鐘，取汁。米淘洗乾淨，加適量清水和藥汁一同煮粥即可。月經量大的女性不宜食用。

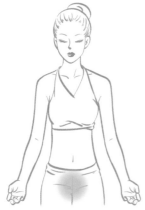

卵巢囊腫

症狀　心悸氣喘、腰酸、小腹下墜、大便不暢、
　　　　尿頻尿急、舌有瘀點等。

療程　3 個月為 1 個療程。月經期禁按。

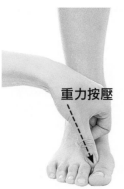

重力按壓

1. 按壓行間

用拇指指腹重力按壓行
間 10~20 次。

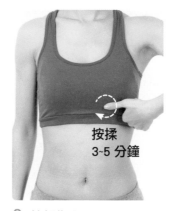

按揉
3~5 分鐘

2. 按揉期門

用拇指指腹按揉期門
3~5 分鐘。

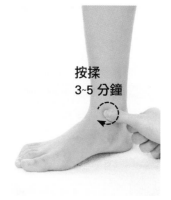

按揉
3~5 分鐘

3. 按揉中封

用拇指指腹按揉中封
3~5 分鐘。

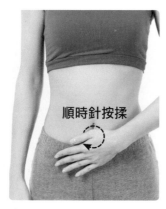

順時針按揉

4. 按揉氣海

中間四指併攏，用手掌順時
針方向在氣海按摩 30 圈。

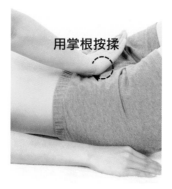

用掌根按揉

5. 按揉關元

用掌根按揉關元 3 分鐘。

食療：卵巢囊腫的女性
可以經常吃點柚子。柚
子有理氣散結的功效，
有助於促進囊腫的好
轉。取冰糖 100 克，
柚子肉 500 克，蜂蜜、
枸杞各適量。將柚子
的果肉掰碎，和冰糖、
枸杞放入鍋中，加適量
水同煮。大火燒開轉小
火，熬至黏稠，晾涼，
放入蜂蜜攪拌均勻。飲
用時溫水沖泡即可。

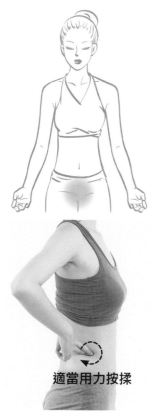

子宮頸癌

症狀 中晚期患者一般會出現出血量增多、白帶惡臭、白帶增多、小腹發涼、小腹墜痛等症狀。

療程 1 個月為 1 個療程。長期堅持,多有裨益。

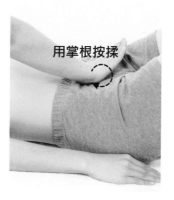

用掌根按揉

適當用力按揉

按壓 3~5 分鐘

1. 按揉章門
將食指疊在中指上,用中指按揉章門 3~5 分鐘。

2. 按揉關元
用掌根按揉關元 3 分鐘。

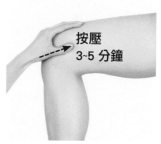

3. 按壓血海
用拇指指腹按壓血海 3~5 分鐘。

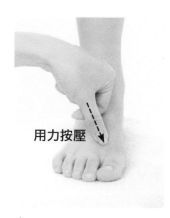

用力按壓

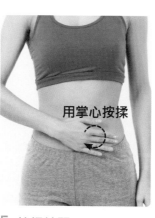

用掌心按揉

4. 按壓太衝
用拇指指腹用力按壓太衝 10~15 次。

5. 按揉神闕
用掌心緩緩地按揉腹部的神闕 3~5 分鐘。

食療:用蓮藕燉湯補血止血。子宮頸癌到了中晚期,患者會出現出血量增多,這將導致貧血。可以用蓮藕煮湯喝。取玉米 1 根,蓮藕半支(藕節保留),鹽適量。玉米洗淨,切段;藕節洗淨,切塊。將準備好的原料都放到砂鍋中,加適量水,大火燒開,小火煲 40 分鐘,加鹽調味即可。

第二章
手太陰肺經

手太陰肺經是十二經脈循行的起始經脈，經脈的循行與肺臟相連，並向下與大腸經相聯絡。所以，肺經與大腸經是相表裡的經絡。肺臟在五臟六腑中位置最高，呈圓錐形，其葉下垂，很像戰國時期馬車的傘蓋，因此有「五臟六腑之華蓋」之稱。

中府LU1：胸悶咳嗽中府收

雲門LU2：胸痛肩痛全拿下

天府LU3：鼻炎的剋星

俠白LU4：緩解肋間神經痛

尺澤LU5：清肺洩熱

孔最LU6：治療咯血的特效穴

列缺LU7：偏、正頭痛都不怕

經渠LU8：趕走咳嗽的困擾

太淵LU9：讓氣血通暢

魚際LU10：失聲莫擔心

少商LU11：感冒咽痛不再煩

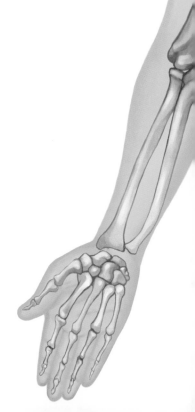

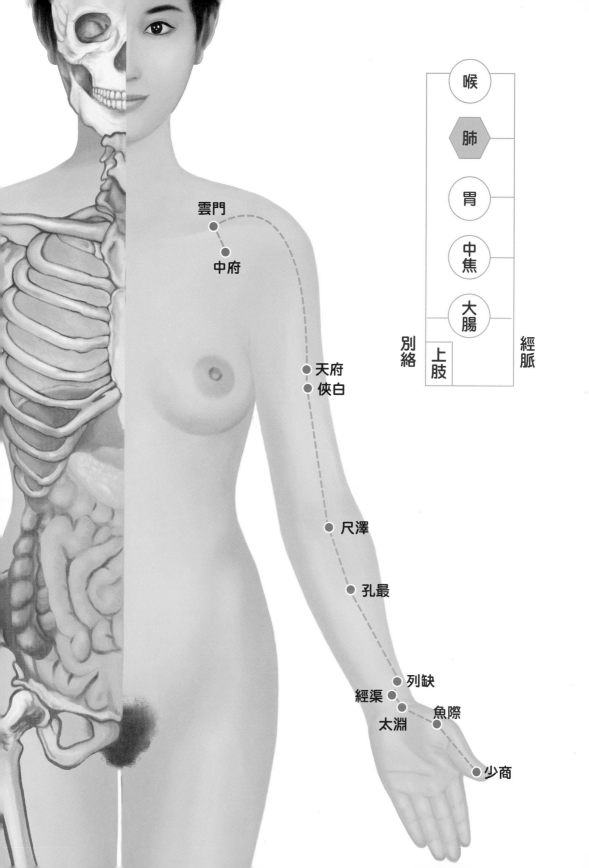

雲門

中府

天府
俠白

尺澤

孔最

列缺
經渠
太淵
魚際

少商

喉

肺

胃

中焦

大腸

別絡　上肢　經脈

中府 LU1

主治：肺炎、哮喘、胸痛、肺結核、支氣管擴張、咳嗽、氣喘。

定位：在胸部，橫平第 1 肋間隙，鎖骨下窩外側，前正中線旁開 6 寸。鎖骨外側端下方有一凹陷，該處再向下 1 橫指即是。

雲門 LU2

主治：咳嗽、氣喘、胸痛、肩痛、肩關節內側痛、脅痛。

定位：在胸部，鎖骨下窩凹陷中，前正中線旁開 6 寸。

中府祛痘

臉上長痘，酒渣鼻，都可能與肺熱有關，清潔手部，用拇指指腹輕輕按揉中府，經常按摩，症狀可以得到緩解。

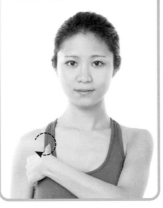

天府 LU3

主治：咳嗽、氣喘、鼻塞、上臂內側疼痛、鼻炎。

定位：在臂前部，腋前紋頭下 3 寸，肱二頭肌橈側緣處。臂向前平舉，俯頭。鼻尖接觸上臂內側處即是。

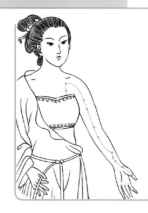

手太陰之脈，**起於中焦**，下絡大腸，還循胃口，**上膈屬肺**。從肺系橫出腋下，下循臑內行少陰、心主之前，**下肘中**，循臂內上骨下廉，入寸口，上魚，**循魚際**，出大指之端。

俠白 LU4

主治：咳嗽、氣喘、乾嘔、肋間神經痛。

定位：在臂前部，腋前紋頭下4寸，肱二頭肌橈側緣處。先找到天府，向下1橫指處即是。

孔最 LU6

主治：氣管炎、咳嗽、咯血、咽喉腫痛、肘臂痛、痔瘡。

定位：在前臂內側面，腕掌側遠端橫紋上7寸，仰掌向上，找到太淵和尺澤，二者連線中點上1橫指處即是。

尺澤 LU5

主治：氣管炎、咳嗽、咯血、咽喉腫痛、過敏、濕疹、肘臂痙攣疼痛、膝關節疼痛。

定位：在肘部，肘橫紋上，肱二頭肌腱橈側緣凹陷中。屈肘時，觸及肌腱，其外側緣即是。

肌膚缺水

肌膚缺水，就會出現脫皮、乾燥，產生皺紋，平時用拇指指腹按揉尺澤，以有酸脹感為宜，經常按摩，可改善肌膚缺水狀況；用艾條艾灸孔最，長期堅持，也能起到補水作用。

魚際 LU10

主治：清熱利咽。咳嗽、哮喘、咯血、發熱、咽喉腫痛、失音、腹瀉、拇指根部疼痛、心悸。

定位：在手外側，第 1 掌骨橈側中點赤白肉際處。一手輕握另一手手背，彎曲拇指，指尖垂直下按第 1 掌骨中點肉際處即是。

列缺 LU7

主治：咳嗽、氣喘，偏正頭痛，咽喉痛，落枕。

定位：腕掌側遠端橫紋上 1.5 寸，肱橈伸肌腱與拇長展肌腱之間。兩手虎口相交，一手食指壓在另一手橈骨莖突上，食指指尖到達處即是。

經渠 LU8

主治：宣肺平喘。主治咳嗽、氣喘、咽喉腫痛、牙痛、無脈症。

定位：在前臂內側面，腕掌側遠端橫紋上 1 寸，橈骨莖突與橈動脈之間。伸手，掌心向上，用一手給另一手把脈，中指所在位置即是。

太淵 LU9

主治：通調血脈，止咳化痰。主治脈管炎、肺炎、心搏過速、神經性皮膚炎。

定位：在腕部橫紋上，拇長展肌腱尺側凹陷中。掌心向上，腕橫紋外側摸到橈動脈，其外側即是。

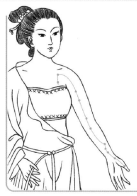

太淵為中醫切脈處，還是「**八會穴**」之一，所謂「**八會穴**」，指的是臟、腑、氣、血、筋、脈、骨、髓，這八者之氣聚會的部位。

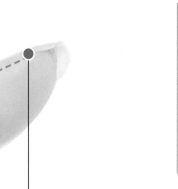

少商 LU11

主治：洩熱開竅，通利咽喉，蘇厥開竅。咳嗽、咽喉腫痛、慢性咽炎、扁桃腺炎、腦中風昏迷、小兒驚風、熱病、中暑、感冒。

定位：在手指，拇指末節橈側，指甲根角側上方0.1寸（指寸）。一手拇指伸直，另一手拇指、食指輕握，拇指彎曲掐按伸直的拇指指甲角邊緣處即是。

感冒咳嗽

先天體質較差的女性總是容易感冒咳嗽，整天給人病懨懨的感覺，要想改善這種狀況，只要每天按揉經渠 20~30 分鐘，不僅能減少感冒的次數，還可以增強體質，令人變得精神奕奕。

按揉魚際抗衰老

每天中午11點左右，用拇指按揉魚際5~10分鐘，肌膚會變得水嫩嫩的，不容易衰老，不起皺紋。

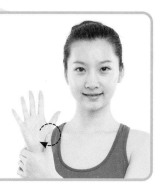

第三章
手陽明大腸經

手陽明大腸經在食指與手太陰肺經銜接，聯繫的臟腑器官有口、下齒、鼻，屬大腸，絡肺，在鼻旁與足陽明胃經相接。大腸經對淋巴系統有自然保護功能，經常刺激可增強人體免疫力，防治淋巴結核病，因此它可說是人體淋巴系統的保護神。

商陽LI1：調節腸胃功能

二間LI2：腹脹找二間

三間LI3：止痛治痔瘡

合谷LI4：昏迷不用怕，合谷喚醒他

陽溪LI5：頭痛眼疾一掃而光

偏歷LI6：防止腦中風

溫溜LI7：快速止鼻血

下廉LI8：手臂的保護神

上廉LI9：清腸毒，治便祕

手三里LI10：常按增強免疫力

曲池LI11：感冒發熱不用愁

肘髎LI12：肘部疾病的剋星

手五里LI13：護肘利腕

臂臑LI14：眼睛的保健師

肩髃LI15：預防「五十肩」

巨骨LI16：緩解肩臂疼痛

天鼎LI17：治療扁桃腺炎

扶突LI18：咳嗽氣喘找扶突

口禾髎LI19：拋掉鼻疾的煩惱

迎香LI20：治療鼻疾的第一選擇

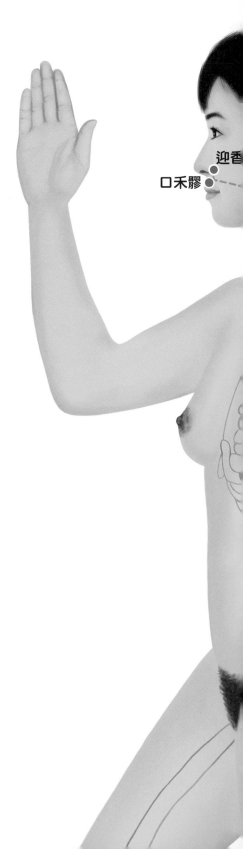

迎香

口禾髎

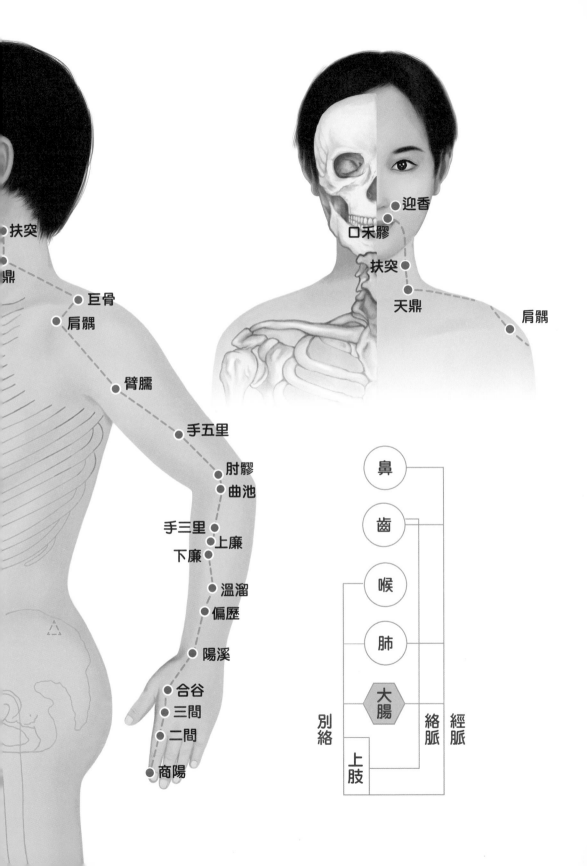

扶突

鼎

巨骨

肩髃

臂臑

手五里

肘髎

曲池

手三里

上廉

下廉

溫溜

偏歷

陽溪

合谷

三間

二間

商陽

迎香

口禾髎

扶突

天鼎

肩髃

鼻

齒

喉

肺

大腸

上肢

別絡

絡脈

經脈

便祕長痘痘

女性長期便祕，勢必會導致臉上的痘痘此起彼伏，除了吃香蕉，多喝水之外，每天用力掐按三間 30~50 次，5~7 天不僅可以令症狀減輕，還會使肌膚更加水嫩。

二間 LI2

主治：清熱洩火，解表，利咽。主治牙痛、咽喉腫痛、鼻出血、目痛、腹脹。

定位：在手指，第 2 掌指關節橈側遠端赤白肉際處。自然彎曲食指，第 2 掌指關節前緣，靠拇指側，觸之有凹陷處即是。

商陽 LI1

主治：清熱解表，蘇厥開竅。主治咽喉腫痛、昏厥、嘔吐、扁桃腺炎、便祕。

定位：在食指末節橈側，指甲根角側上方 0.1 寸。食指末節指甲根角，靠拇指側的位置。

合谷 LI4

主治：鎮靜止痛，疏經通絡，清熱解表。主治外感發熱、頭痛目眩、鼻塞、牙痛、便祕、月經不調、蕁麻疹、昏迷、腦中風、三叉神經痛、過敏性鼻炎、咽喉腫痛、口腔潰瘍、黃褐斑、高血壓、高血脂症。

定位：在手背，第 1、第 2 掌骨之間，約平第 2 掌骨中點處。輕握拳，拇、食指指尖輕觸，另一手握拳外，拇指指腹垂直下壓即是。

艾灸合谷安神

採用溫和灸，手執艾條，對準合谷距皮膚 3 公分左右處施灸，以感到溫熱為度。每週 1 次，有鎮靜安神、調氣鎮痛的作用。

三間 LI3

主治：洩熱止痛，利咽。主治牙痛、咽喉腫痛、身熱胸悶、痔瘡、哮喘。

定位：在手背，第 2 掌指關節橈側近端凹陷中。微握拳，食指第 2 掌指關節後緣，觸之有凹陷處即是。

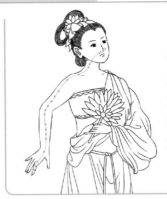

孕婦不宜按摩**合谷**，更不可用針灸的方法。有文獻記載，孕婦針刺合谷可能導致**流產**。

陽溪 LI5

主治：清熱散風，通利關節。主治頭痛、耳鳴、耳聾、牙痛、目赤腫痛。

定位：在腕部，腕背側遠端橫紋橈側，橈骨莖突遠端，解剖學稱「鼻煙窩」凹陷中。手掌側放，拇指伸直向上翹起，腕背橈側有一凹陷處即是。

偏歷 LI6

主治：清熱利尿，通經活絡。主治耳聾、耳鳴、鼻出血、目赤、牙痛、腸鳴、腹痛。

定位：在前臂，腕背側遠端橫紋上 3 寸，陽溪與曲池連線上。兩手虎口垂直交叉，中指端落於前臂背面處有一凹陷處即是。

溫溜 LI7

主治：清熱理氣。主治寒熱頭痛、面赤面腫、口舌痛、肩背疼痛。

定位：在前臂，腕橫紋上 5 寸，陽溪與曲池連線上。先確定陽溪和曲池的位置，兩穴連線的中點處即是。

拍打刺激大腸經可以通便，這是保養大腸的最佳方法，應沿大腸經的循行路線拍打，**每天拍打 1 次**。

肘髎 LI12

主治：舒筋活絡。主治肩臂肘疼痛、上肢麻木、拘攣。

定位：在肘部，肱骨外上髁上緣，髁上嵴的前緣。先找到曲池，向上量取 1 橫指處即是。

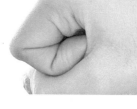

臂臑 LI14

主治：清熱明目，通絡止痛。主治眼部疾病、手臂腫痛、上肢不遂、五十肩。

定位：在臂部，曲池上 7 寸，三角肌下端。屈肘緊握拳，使三角肌隆起，三角肌下端偏內側，按壓有酸脹感處即是。

手五里 LI13

主治：理氣散結，疏經活絡。主治五十肩、手臂腫痛、上肢不遂、瘰疾。

定位：在臂部，肘橫紋上 3 寸，曲池與肩髃連線上。手臂外側曲池上 4 橫指處即是。

下廉 LI8

主治：調理腸胃，通經活絡。主治眩暈、腹痛、上肢不遂、手肘肩無力。

定位：在前臂，肘橫紋下 4 寸，陽溪與曲池連線上。側腕屈肘，以手掌按另一手臂，拇指位於肘彎處，小指所在位置即是。

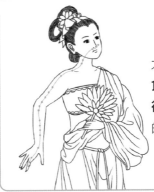

大腸經不暢，會導致**食指、手背、上肢、後肩**等經絡循行部位的疼痛、酸、脹、麻等。

上廉 LI9

主治：調理腸胃，通經活絡。主治腹痛、腹脹、腸鳴、上肢腫痛、上肢不遂。

定位：在前臂，肘橫紋下 3 寸，陽溪與曲池連線上。先找到陽溪、曲池，兩者連線中點向上量取約 4 橫指處即是。

手三里 LI10

主治：調理腸胃，清熱明目。主治腹痛、腹瀉、五十肩、上肢不遂、牙痛。

定位：在前臂，肘橫紋下 2 寸，陽溪與曲池連線上。先找到陽溪、曲池，兩者連線上曲池下約 3 橫指處即是。

雀斑

雀斑是散布在臉上的一些淺褐色的小斑點，特別影響女性的形象。我們可以採用溫和灸合谷和曲池的方法來達到調理脾腎、疏通經絡的目的。如果能長期堅持下去，可以淡化甚至消除雀斑。

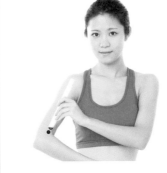

艾灸曲池去火

採用溫和灸，手執艾條，對準曲池距皮膚3公分左右處施灸，以感到溫熱為度。每天灸一兩次，每次灸10~15分鐘，有清熱去火的作用。

曲池 LI11

主治：清熱和營，祛風通絡。主治感冒、外感發熱、咳嗽、氣喘、腹痛、脂肪肝、手臂腫痛、痤瘡、皮膚瘙癢、濕疹、白癜風、半身不遂。

定位：在肘部，尺澤與肱骨外上髁連線的中點處。屈肘成直角，先找到肘橫紋終點，再找到肱骨外上踝，兩者連線中點處即是。

五十肩

美美的香肩誰都羨慕，但要是不注意保暖，受風受
寒就很容易得五十肩，這時可以請家人或是自己按
摩肩部的肩髃和肩貞就可以改善肩部疼痛不適。

按摩天鼎治咳嗽

用拇指指腹按揉天鼎
3~5分鐘，可以有效
治療咳嗽、咽喉腫
痛、扁桃腺炎等。這
是因為按摩天鼎可以
向頭面部傳送大腸經
的氣化之氣。

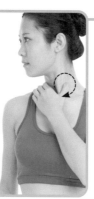

天鼎 LI17

主治：利喉清咽，理氣散結。主治
咳嗽、氣喘、咽喉腫痛、扁桃腺炎、
梅核氣、癭瘤（甲狀腺腫瘤）。
定位：在頸部，橫平環狀軟骨，胸
鎖乳突肌後緣，扶突直下1寸處。
先找到扶突，再找到鎖骨上窩中央，
兩者連線中點處即是。

巨骨 LI16

主治：通絡止痛，滑利關節。主
治肩背及上臂疼痛、手臂攣急、
半身不遂。
定位：在肩部，鎖骨肩峰端與肩
胛岡之間凹陷中。沿著鎖骨向外
摸至肩峰端，再找背部肩胛岡，
兩者之間凹陷處即是。

肩髃 LI15

主治：疏經活絡，疏散風熱。主治
肩臂疼痛、五十肩、肩痛、上肢不遂。
定位：在肩峰前下方，當肩峰與肱
骨大結節之間凹陷處。正坐，屈肘
抬臂與肩同高，另一手中指按壓肩
尖下，肩前呈現凹陷處即是。

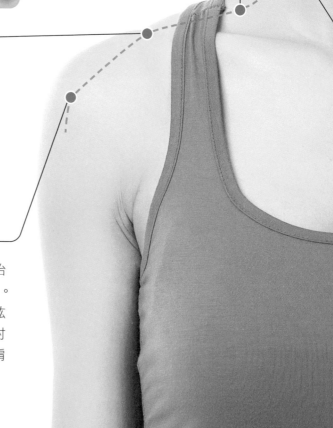

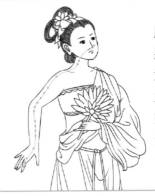

肺與大腸**相表裡**。肺將充足的新鮮血液佈滿全身，緊接著促使大腸進入**興奮狀態**，完成吸收食物中的水分和營養、排出渣滓的過程。

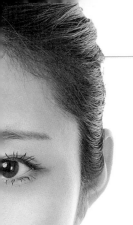

迎香 LI20

主治：祛風通竅，理氣止痛。主治鼻塞、鼻炎、鼻出血、顏面神經麻痺、黃褐斑、酒渣鼻。

定位：在面部，鼻翼外緣中點，鼻唇溝中。雙手輕握拳，食指和中指併攏，中指指尖貼鼻翼兩側，食指指尖處即是。

口禾髎 LI19

主治：祛風清熱，牽正通竅。主治鼻塞流涕、鼻出血。

定位：在面部，橫平人中溝上 1/3 與下 2/3 交點，鼻孔外緣直下。鼻孔外緣直下，平鼻唇溝上 1/3 水溝處即是。

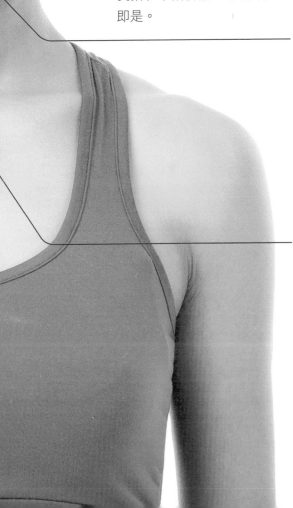

扶突 LI18

主治：利咽消腫，理氣降逆。主治咳嗽、氣喘、咽喉腫痛、打嗝。

定位：在胸鎖乳突肌區，橫平喉結，當胸鎖乳突肌的前、後緣中間。拇指彎曲，其餘四指併攏，手心向內，小指放喉結旁，食指所在處即是。

第四章
足陽明胃經

足陽明胃經在鼻旁與手陽明大腸經銜接，聯繫的臟腑器官有鼻、目、上齒、口唇、喉嚨和乳房，屬胃，絡脾，在足大趾與足太陰脾經相接。胃是氣血生成的地方，而氣血是人體最基本的保障，所以，胃經是人體的後天之本，想健康長壽，想通體康泰，就不要忘了打通胃經，讓它時時保持通暢旺盛。

承泣ST1：根除黑眼圈

四白ST2：眼保健操的主穴

巨髎ST3：主治顏面神經麻痺

地倉ST4：撫平口周皺紋

大迎ST5：牙痛是病也不怕

頰車ST6：預防面部皺紋

下關ST7：治療牙痛與耳鳴

頭維ST8：治療面肌痙攣

人迎ST9：雙向調節血壓

水突ST10：治療慢性咽炎

氣舍ST11：保養肺臟，預防感冒

缺盆ST12：咳嗽、喘息不再愁

氣戶ST13：止打嗝好幫手

庫房ST14：氣喘按按它

屋翳ST15：開胸順氣消炎症

膺窗ST16：胸部保健穴

乳中ST17：祛除目瘤，一個不留

乳根ST18：讓乳房更健康

不容ST19：對付胃疾

承滿ST20：治療胃痛胃炎

梁門ST21：預防胃下垂

關門ST22：胃腸不適就找它

太乙ST23：噁心煩躁按太乙

滑肉門ST24：身材美麗的訣竅

天樞ST25：腹瀉便祕全搞定

外陵ST26：緩解下腹疼痛

大巨ST27：小便不利就找它

水道ST28：關愛女人的保健穴

歸來ST29：對付女性生殖問題

氣衝ST30：女性生殖問題就找它

髀關ST31：改善下肢麻木

伏兔ST32：解除膝冷腰胯疼

陰市ST33：降血糖好幫手

梁丘ST34：對付頑固胃痛最有效

犢鼻ST35：治療膝關節炎

足三里ST36：天然營養補品

上巨虛ST37：艾灸可治胃腸病

條口ST38：讓腸胃更強健

下巨虛ST39：主治胃腸病

豐隆ST40：常刮痧可除濕化痰

解溪ST41：促進血液循環

衝陽ST42：除腹脹，增食慾

陷谷ST43：治慢性胃炎胃下垂

內庭ST44：治理口腔上火最有效

厲兌ST45：快速止吐

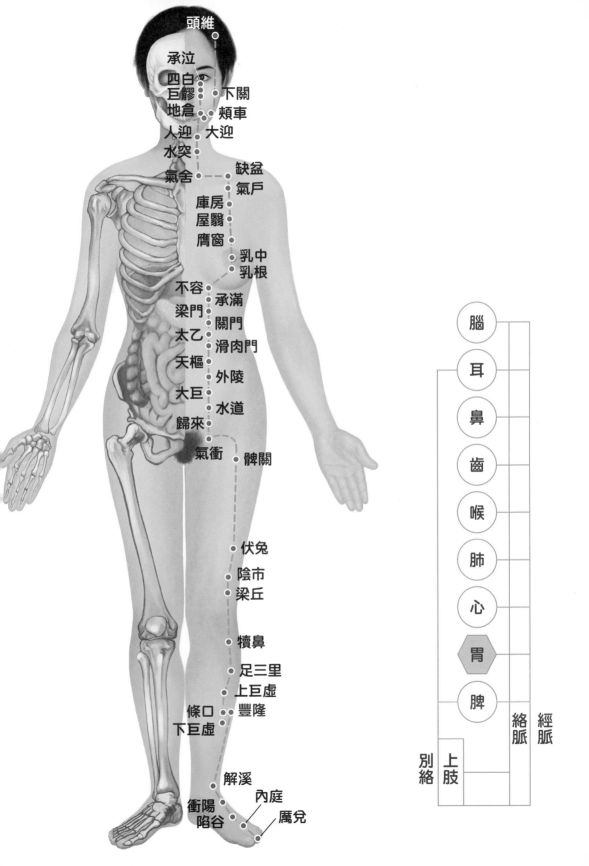

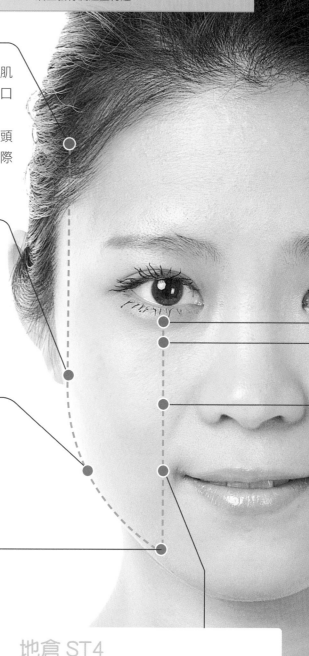

頭維 ST8

主治：清頭明目，止痛鎮痙。主治面肌痙攣，偏正頭痛，迎風流淚，目眩，口眼喎斜。

定位：在頭部，額角髮際直上 0.5 寸處，頭正中線旁開 4.5 寸處。在頭部，額角髮際直上半橫指，頭正中線旁開約 6 橫指。

下關 ST7

主治：消腫止痛，聰耳通絡。主治牙痛、口眼喎斜、面痛、耳鳴。

定位：在面部，顴弓下緣中央與下頜切跡之間凹陷處。閉口，食指和中指併攏，食指貼於耳垂旁，中指指腹處即是。

頰車 ST6

主治：祛風清熱，開關通絡。主治口眼喎斜、牙關緊閉、牙痛、面部痙攣。

定位：在面部，下頜角前上方 1 橫指（中指）。上下牙關咬緊時，會隆起一個咬肌高點，按之有凹陷處即是。

大迎 ST5

主治：祛風通絡，消腫止痛。主治口角喎斜、失音、頰腫、牙痛。

定位：在面部，下頜角前方，咬肌附著部前緣凹陷中，面動脈搏動處。正坐，閉口鼓氣，下頜角前下方有一凹陷，下端按之有搏動感處即是。

地倉 ST4

主治：祛風止痛，舒筋活絡。主治口眼喎斜、牙痛、流涎、眼瞼跳動不止。

定位：在面部，當口角旁開 0.4 寸（指寸）。輕閉口，舉兩手，用食指指甲垂直下壓唇角外側兩旁即是。

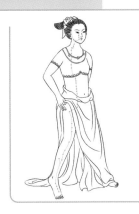

對於胃經，可採取**拍打**刺激的方式梳理經絡氣血，臉上重點穴位可用食指或中指揉按 1 分鐘，掌握拍打力度；腿部可適當加重，**每天 3 次**，每次 5~10 分鐘即可。

承泣 ST1

主治：散風清熱，明目止淚。主治目赤腫痛、視物模糊、白內障、口眼喎斜。

定位：在面部，眼球與眶下緣之間，瞳孔直下。食指和中指伸直併攏，中指貼於鼻側，食指指尖位於下眼眶邊緣處即是。

四白 ST2

主治：祛風明目，通經活絡。主治近視、目赤痛癢、迎風流淚、白內障、面癱。

定位：在面部，雙眼平視時，瞳孔直下，當眶下孔凹陷處。食指和中指伸直併攏，中指指腹貼於兩側鼻翼，食指指尖所按凹陷處即是。

巨髎 ST3

主治：祛風通絡，明目退翳。主治口眼喎斜、鼻出血、牙痛、面痛、顏面神經麻痺。

定位：在面部，瞳孔直下，橫平鼻翼下緣，顴弓下緣凹陷處。直視前方，沿瞳孔直下垂直線向下，與鼻翼下緣水平線交點凹陷處即是。

偏頭痛

按摩頭維、曲鬢、風府和列缺對於偏頭痛有明顯的改善作用。方法很簡單，採用刮痧的方法效果最顯著，偏頭痛發作時開始刮拭，每穴 1~3 分鐘即可。

按揉四白治近視

用中指指腹輕輕地按揉面部的四白，每天1~3次，每次3~5分鐘，可以幫助預防近視。

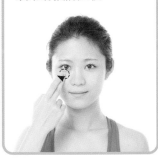

按摩人迎治氣逆

胸悶、咳嗽、氣逆總是讓人喘不過氣來，這時只要按揉頸部的人迎就可以很快緩解，按揉時力度一定要輕。

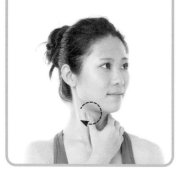

人迎 ST9

主治：利咽散結，理氣降逆。主治胸滿氣逆、咽喉腫痛、食慾缺乏、高血壓。

定位：在頸部，橫平喉結，胸鎖乳突肌前緣，頸總動脈搏動處。正坐，頭微側，從喉結往外側量約 2 橫指，可感胸鎖乳突肌前緣頸部動脈搏動處即是。

水突 ST10

主治：清熱利咽，降逆平喘。主治呼吸喘鳴、咽喉腫痛、慢性咽炎、打嗝。

定位：在頸部，胸鎖乳突肌的前緣，當胸鎖乳突肌的胸骨頭與鎖骨頭和鎖骨所構成的凹陷處。找到人迎、氣舍，兩者連線中點處即是。

氣舍 ST11

主治：宣肺定喘，理氣散結。主治咽喉腫痛、打嗝、瘿瘤（甲狀腺腫瘤）。

定位：在胸鎖乳突肌區，鎖骨上小窩，鎖骨內側端上緣，胸鎖乳突肌的胸骨頭與鎖骨頭中間的凹陷中。先找到人迎，直下，鎖骨上緣處即是。

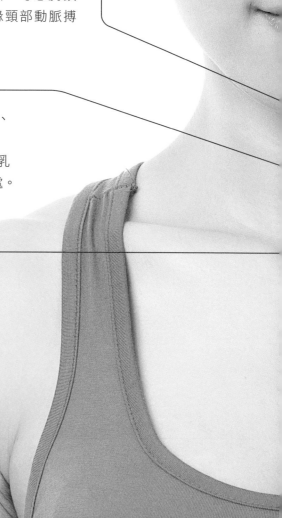

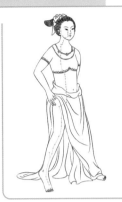

過於燥熱的食品容易引起胃火盛，出現**嘴唇乾裂、唇瘡**等問題。但也要儘量避免會**胃寒**，以免影響保養效果。

缺盆 ST12

主治：寬胸利膈，止咳平喘。主治咳嗽、哮喘、胸痛、咽喉腫痛、慢性咽炎。

定位：在頸外側部，前正中線旁開 4 寸，鎖骨上緣凹陷中。正坐，乳中線直上鎖骨上方有一凹陷，凹陷中點按有酸脹處即是。

咽喉腫痛

用拇指指腹按揉水突、廉泉和列缺可以治療因上火所致的咽喉腫痛。按摩的同時還可以用溫水沖泡蜂蜜飲用，有消腫止痛的作用。

氣戶 ST13

主治：理氣寬胸，止咳平喘。主治打嗝上氣、呼吸喘鳴、咽喉腫痛。

定位：在胸部，鎖骨下緣，前正中線旁開 4 寸。正坐仰靠，乳中線與鎖骨下緣相交的凹陷，按壓有酸脹感處即是。

庫房 ST14

主治：理氣寬胸，清熱化痰。主治胸滿氣逆、氣喘、胸脅脹痛、咳嗽。

定位：在胸部，第 1 肋間隙，前正中線旁開 4 寸。正坐或仰臥，從乳頭沿垂直線向上推第 3 個肋間隙，按壓有酸脹感處即是。

屋翳 ST15

主治：消癰止癢，止咳化痰。主治乳癰、乳腺增生、胸滿氣逆、咳嗽喘息。

定位：在胸部，第 2 肋間隙，前正中線旁開 4 寸。正坐或仰臥，從乳頭沿垂直線向上推 2 個肋間隙，按壓有酸脹感處即是。

膺窗 ST16

主治：止咳寧嗽，消腫清熱。主治胸滿氣逆、呼吸喘鳴、咳嗽喘息、乳癰。

定位：在胸部，第 3 肋間隙，前正中線旁開 4 寸。正坐或仰臥，從乳頭沿垂直線向上推 1 個肋間隙，按壓有酸脹感處即是。

乳中 ST17

主治：調氣醒神。主治癲癇、產後乳少、乳癰。

定位：在胸部，乳頭中央。

不容 ST19

主治：調中和胃，理氣止痛。主治腹脹、胃痛、嘔吐、食慾缺乏。

定位：在上腹部，臍中上 6 寸，前正中線旁開 2 寸。仰臥，先取中脘穴，再取中脘與胸劍聯合的中點作水平線，再取鎖骨中線與前正中線之間的中點作垂直線，其交叉點按壓有酸脹感處即是。

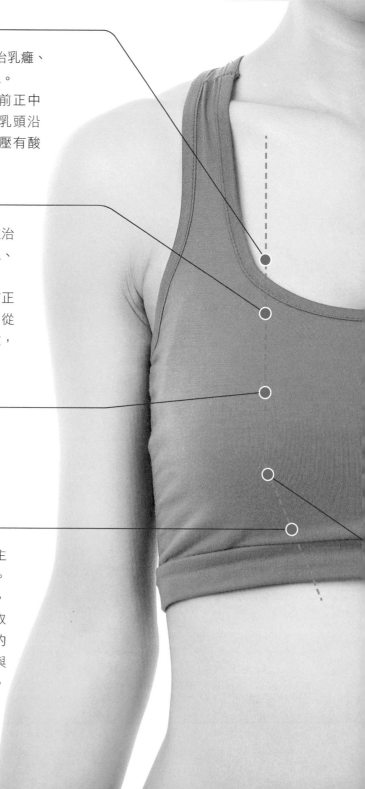

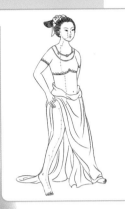

想要減肥的女性，可以每天早上醒來後**搓大腿上的胃經 50 下**，這樣做可以促進胃腸道的蠕動，能促進排便。

乳腺增生

乳腺增生的女性每週吃 1 次海帶對緩解乳腺增生很有好處。再選取膺窗和乳根進行艾灸，效果更加明顯。每天或隔天灸 1 次，每次灸 10 分鐘，10 次為 1 個療程。

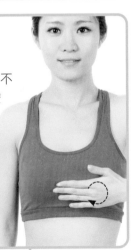

按摩乳根能下奶

剛生產完的媽媽要是不分泌乳汁的話，可以按摩乳根。先將手掌搓熱，然後用溫熱的手掌按揉乳房下邊的乳根3~5分鐘，每隔1小時按摩1次，很快就會分泌乳汁了。

乳根 ST18

主治：宣肺止咳，寬胸增乳。主治胸痛、胸悶、咳喘、乳汁不足、乳房腫痛。
定位：在胸部，第 5 肋間隙，前正中線旁開 4 寸。

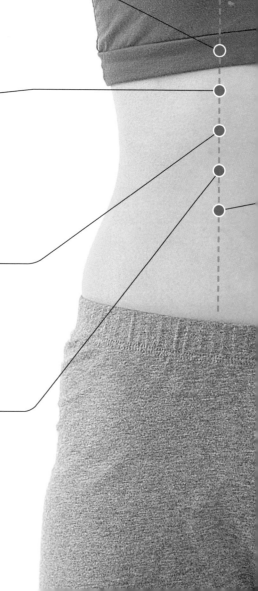

嘔吐

外出乘車時，嘔吐發作，不要著急，用拇指指腹稍稍用力按壓承滿和內關就可以有效止吐。

承滿 ST20

主治：理氣和胃，降逆止嘔。主治胃痛、嘔吐、腹脹、胃十二指腸潰瘍。

定位：在上腹部，臍中上 5 寸，前正中線旁開 2 寸。仰臥，先找到不容，垂直向下量 1 橫指，按壓有酸脹感處即是。

梁門 ST21

主治：和胃理氣，健脾調中。主治胃痛、嘔吐、腹脹、食慾缺乏、便溏、嘔血。

定位：在上腹部，臍中上 4 寸，前正中線旁開 2 寸。仰臥，取肚臍與胸劍聯合連線的中點，再水平旁開 3 橫指處即是。

關門 ST22

主治：調理腸胃，利水消腫。主治胃痛、嘔吐、腹脹、食慾缺乏、便祕、遺尿。

定位：在上腹部，臍中上 3 寸，前正中線旁開 2 寸。仰臥，從肚臍沿前正中線向上量 4 橫指，再水平旁開 3 橫指處即是。

太乙 ST23

主治：清心安神，化痰和胃。主治癲狂、吐舌、胃痛、嘔吐、腹脹、食慾缺乏。

定位：在上腹部，臍中上 2 寸，前正中線旁開 2 寸。仰臥，取中脘與臍之中點，再水平旁開 3 橫指處即是。

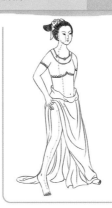

飯後 1 個小時循按胃經是一個不錯的選擇，這樣可以啟動人體的「**發電系統**」，以調節人體的胃腸功能。

胃痛

愛美的女性總是叫嚷著要減肥，經常節食不吃飯，瘦是瘦了，可是胃也落下了各種毛病，天天喊胃痛。請善待你的胃，好好吃飯。平時沒事多按揉梁門、關門和太乙，給你的胃多些關愛吧！

滑肉門 ST24

主治：鎮驚安神，和胃止吐。主治癲狂、胃痛、嘔吐、腹脹、食慾缺乏、月經不調。

定位：在上腹部，臍中上 1 寸，前正中線旁開 2 寸。仰臥，從肚臍沿前正中線向上量 1 橫指，再水平旁開 3 橫指處即是。

按揉滑肉門可瘦身

滑肉門最大的作用就是潤滑，它可以將人體內多餘的痰濕痰團分泌排出體外。瘦身的女性只要經常在滑肉門上拔罐就會收到意想不到的瘦身效果。

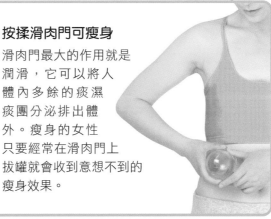

辰時氣血流注於胃經，早上第一口食物，應該是**溫熱**的才有利於**養胃**。

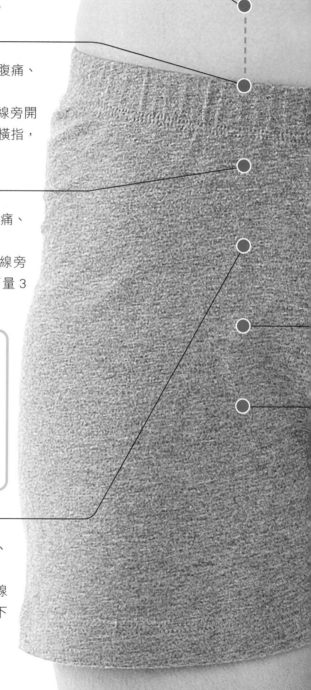

天樞 ST25

主治：理氣調暢，調經止痛。主治嘔吐、腹脹腸鳴、腹瀉不止、痢疾、便祕、口腔潰瘍、月經不調。

定位：在腹部，橫平臍中，前正中線旁開 2 寸。仰臥，肚臍旁開 3 橫指，按壓有酸脹感處即是。

外陵 ST26

主治：和胃化濕，理氣止痛。主治胃痛、腹痛、腹脹、疝氣、痛經。

定位：在下腹部，臍中下 1 寸，前正中線旁開 2 寸。仰臥，從肚臍沿前正中線向下量 1 橫指，再水平旁開 3 橫指處即是。

大巨 ST27

主治：調腸胃，固腎氣。主治便祕、腹痛、小便不利。

定位：在下腹部，臍中下 2 寸，前正中線旁開 2 寸。仰臥，從肚臍沿前正中線向下量 3 橫指，再水平旁開 3 橫指處即是。

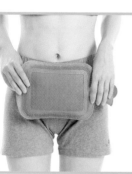

熱敷水道調經止痛

經常痛經的女性可以為自己準備一個熱水袋，將熱水袋隔著毛巾敷在水道上30分鐘，不僅可以止痛，還可以調理月經週期。

水道 ST28

主治：利水消腫，調經止痛。主治便祕、腹痛、小腹脹痛、痛經、膀胱炎。

定位：在下腹部，臍中下 3 寸，前正中線旁開 2 寸。仰臥，從肚臍沿前正中線向下量 4 橫指，再水平旁開 3 橫指處即是。

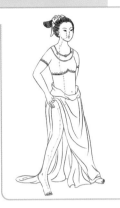

胃經一旦衰弱，各種令人
煩惱的衰老症狀都會乘虛
而入。像**頭髮大量脫落、
變白、開叉斷裂或沒有光
澤度**；臉上的皮膚不再光
滑，出現**色斑**，**皺紋**等。

痛經

用手掌按揉外陵和水道可以快速緩解痛
經。除了按摩穴位之外，平時多吃一些
活血補血的食物，如紅花、絲瓜等對緩
解痛經有很大的幫助。

歸來 ST29

主治：活血化瘀，調經止痛。主治腹痛、
不孕、閉經、白帶過多。

定位：在下腹部，臍中下 4 寸，前正
中線旁開 2 寸。仰臥，從恥骨聯合上
緣沿前正中線向上量 1 橫指，再水平
旁開 3 橫指處即是。

氣衝 ST30

主治：調經血，舒宗筋，理氣止痛。
主治陽痿、疝氣、不孕、腹痛、月經
不調。

定位：在腹股溝區，恥骨聯合上緣，
前正中線旁開 2 寸，動脈搏動處。仰臥，
從恥骨聯合上緣中點水平旁開 3 橫指
處即是。

髀關 ST31

主治：強腰膝，通經絡。主治腰膝疼痛、下肢痠軟麻木、膝寒。

定位：在股前部，股直肌近端、縫匠肌與闊筋膜張肌 3 條肌肉之間凹陷中。仰臥屈股，大腿前髂前上棘與髕底外緣連線和會陰相平的連線交點處即是。

伏兔 ST32

主治：散寒化濕，疏通經絡。主治腰膝疼痛、下肢痠軟麻木、腹脹。

定位：在股前部，髕底上 6 寸，髂前上棘與髕底外側端的連線上。屈膝 90°，手指併攏壓腿上，掌後第 1 橫紋中點按在髕骨上緣中點，中指尖端處即是。

陰市 ST33

主治：散寒除濕，理氣止痛。主治腿膝冷痛、麻痺，下肢不遂，腳氣，糖尿病。

定位：在股前區，髕底上 3 寸，股直肌腱外側緣。正坐屈膝，髕底外側直上量 4 橫指，按壓有痠痛感處即是。

梁丘 ST34

主治：理氣和胃，通經活絡。主治胃痛、腸鳴腹瀉、膝關節炎、乳腫痛。

定位：在股前區，髕骨外緣上 2 寸，股外側肌與股直肌腱之間。坐位，下肢用力蹬直，髕骨外上緣上方凹陷正中處即是。

犢鼻 ST35

主治：消腫止痛，通經活絡。主治膝痛、腰痛、足跟痛、腳氣。

定位：在膝前區，髕韌帶外側凹陷中。坐位，下肢用力蹬直，膝蓋下面外側凹陷處即是。

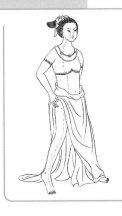

因為**胃經和脾經**五行都屬土，像**手心和手背**一樣，形影不離，分管著女人的氣和血，只有讓這兩條經脈都**暢通無阻**，氣血才能足夠充盈。

手足怕冷

手足怕冷可以經常刺激足三里。按摩、艾灸、拔罐、刮痧都可以起到很好的效果。長期堅持，效果更加顯著。

足三里 ST36

主治：健脾和胃，通經活絡。主治胃痛、嘔吐、腹脹、腹瀉、便祕、高血脂症、頭痛、眩暈、鼻塞、癲癇、半身不遂、脾胃虛弱、貧血、手足怕冷、濕疹、蕁麻疹。

定位：在小腿前外側，犢鼻下 3 寸，犢鼻與解溪連線上。站位彎腰，同側手虎口圍住髕骨上外緣，餘四指向下，中指指尖處即是。

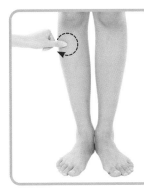

按揉足三里，衰老遠離你

足三里是女性一輩子美容養生不可少的大補穴之一。凡是女性想要消除皺紋、豐胸減肥、保養子宮和卵巢等，按揉足三里都是上上策。每天按揉20分鐘，長期堅持，所有衰老的症狀都會漸漸離你遠去。

上巨虛 ST37

主治：調和腸胃，通經活絡。主治腸胃炎、腹瀉、便祕、腹脹、高血壓。

定位：在小腿外側，犢鼻下 6 寸，犢鼻與解溪連線上。坐位屈膝，先找到足三里，向下量 4 橫指凹陷處即是。

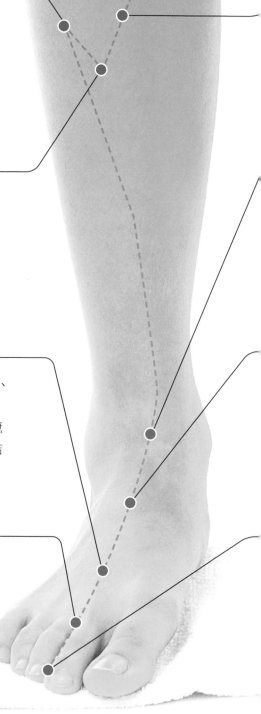

豐隆 ST40

主治：和胃氣，化痰濕，清神志。
主治嘔吐、便祕、水腫、頭痛、眩暈、
痰多、癲狂、下肢痿痺等。
定位：在小腿外側，外踝尖上 8 寸，
脛骨前肌的外緣。坐位屈膝，先找
到條口，向外量 1 橫指凹陷處即是。

下巨虛 ST39

主治：調腸胃，通經絡，安神志。主治
小腹疼痛、胃痛、胰腺炎、下肢水腫。
定位：在小腿外側，犢鼻下 9 寸，犢鼻
與解溪的連線上。坐位屈膝，先找到條
口，向下量 1 橫指凹陷處即是。

陷谷 ST43

主治：清熱解表，和胃止痛。主治慢性胃炎、
面部水腫、腹痛、足背腫痛。
定位：在足背，第 2、第 3 蹠骨間，第 2 蹠
趾關節近端凹陷中。足背第 2、第 3 蹠骨結
合部前方凹陷處，按壓有酸脹感處即是。

內庭 ST44

主治：清胃洩火，理氣止痛。主治腹痛、
腹瀉、牙痛、頭面痛、咽喉腫痛。
定位：在足背，第 2、第 3 趾間，趾蹼緣
後方赤白肉際處。足背第 2、第 3 趾之間，
皮膚顏色深淺交界處即是。

條口 ST38

主治：理氣和中，舒筋活絡。主治肩背痛、小腿腫痛、胃腸疾病、腳氣。
定位：在小腿外側，犢鼻下 8 寸，脛骨前嵴外 1 寸。坐位屈膝，犢鼻與外踝尖之間的中點，脛骨外 1 橫指處。

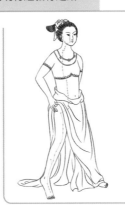

邪氣侵入胃經的絡脈，會使人**鼻塞、流鼻血、上齒寒冷**，宜針刺足中趾側的次趾趾甲上方與皮肉交界處的**厲兌**，左右各刺 1 次。左病刺右邊，右病刺左邊。

解溪 ST41

主治：清胃化痰，鎮驚安神，舒筋活絡。主治面部水腫、腹脹、下肢腫痛、頭痛、眩暈、癲狂。
定位：在踝部，踝關節前面中央凹陷中，拇長伸肌腱與趾長伸肌腱之間。足背與小腿交界處的橫紋中央凹陷處，足背兩條肌腱之間即是。

胃火過大

有的女性總愛操心又容易生悶氣，臉上起又紅又大的疙瘩，便祕、口臭，這是胃火過大，只要每天用力按揉內庭 20 分鐘，堅持 3 天，症狀就會緩解，7 天症狀消除。

衝陽 ST42

主治：和胃化痰，通絡寧神。主治腹脹、口眼喎斜、牙痛、精神病。
定位：在足背，第 2 蹠骨基底部與中間楔狀骨關節處，足背動脈搏動處。足背最高處，兩條肌腱之間，按之有動脈搏動感處即是。

按揉厲兌補氣血

更年期女性經常容易失眠、臉水腫、眼袋水腫、面無血色，這是氣血失調的表現，每天按揉厲兌30分鐘，堅持7天就能很快改善不適症狀。

厲兌 ST45

主治：清熱和胃，蘇厥醒神，通經活絡。主治暈厥、嘔吐、胃痛、水腫、牙痛、足背腫痛。
定位：在足趾，第 2 趾末節外側，趾甲根角側後方 0.1 寸（指寸）。足背第 2 趾趾甲外側緣與趾甲下緣各作一垂線，交點處即是。

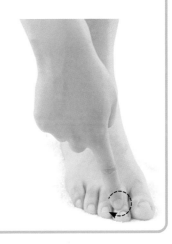

第五章
足太陰脾經

足太陰脾經在足大趾與足陽明胃經相銜接，聯繫的臟腑器官有咽、舌，屬脾，絡胃，注心中，在胸部與手少陰心經相接。絡脈從本經分出，走向足陽明胃經，進入腹腔，聯絡腸胃。脾氣旺盛的人，面色紅潤，肌肉豐滿，精力充沛。

隱白SP1：快速止血

大都SP2：抽筋不怕按大都

太白SP3：健脾化濕

公孫SP4：擺平胸腹疾病

商丘SP5：足踝扭傷就揉它

三陰交SP6：婦科病首選穴

漏谷SP7：小便不暢按漏谷

地機SP8：改善胰島素分泌

陰陵泉SP9：下焦濕熱的剋星

血海SP10：祛瘀血、生新血

箕門SP11：主治小便不利

衝門SP12：婦科疾病不用愁

府舍SP13：腹痛不愁，府舍解憂

腹結SP14：腹瀉便祕雙調節

大橫SP15：每天5分鐘，減肥促消化

腹哀SP16：肝膽疼痛就找它

食竇SP17：食積反胃有良效

天溪SP18：哺乳媽媽的催乳穴

胸鄉SP19：胸脅脹痛不用愁

周榮SP20：讓你心平氣順

大包SP21：肺部保健師

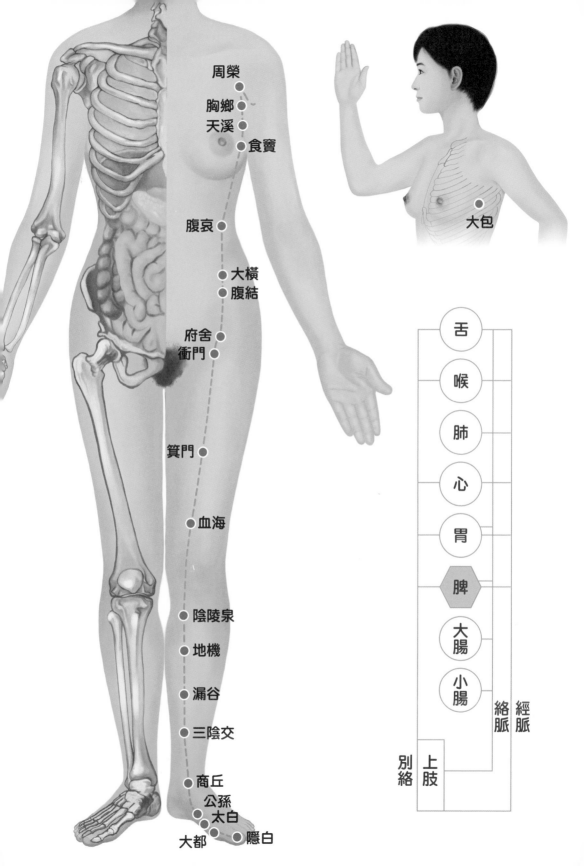

周榮

胸鄉

天溪

食竇

腹哀

大橫

腹結

府舍

衝門

箕門

血海

陰陵泉

地機

漏谷

三陰交

商丘

公孫

太白

大都

隱白

大包

舌

喉

肺

心

胃

脾

大腸

小腸

別絡　上肢

絡脈

經脈

漏谷 SP7

主治：健脾和胃，利尿除濕。主治腹脹、腹痛、水腫、小便不利、足踝腫痛。

定位：在小腿內側，內踝尖上 6 寸，脛骨內側緣後際。脛骨內側緣，內踝尖直上量兩個 4 橫指處即是。

三陰交 SP6

主治：健脾益胃，調肝補腎，調經止帶。主治脾胃虛弱、腹瀉、胃痛、痛經、月經不調、月經過多、小便不利、失眠、糖尿病、更年期症候群、白帶過多。

定位：在小腿內側，內踝尖上 3 寸，脛骨內側緣後際。手四指併攏，小指下緣靠內踝尖上，食指上緣所在水平線與脛骨後緣交點處即是。

商丘 SP5

主治：健脾化濕，通調腸胃。主治腹脹、腸鳴、痔瘡、兩足無力、足踝痛。

定位：在踝部，內踝前下方，舟骨粗隆與內踝尖連線中點的凹陷中。足內踝前下方凹陷處即是。

公孫 SP4

主治：健脾益胃、通調衝脈。主治嘔吐、腹痛、胃痛、失眠、小兒腹瀉、小兒厭食。

定位：在蹠區，當第 1 蹠骨底的前下緣赤白肉際處。足大趾與足掌所構成的關節內側，弓形骨後端下緣凹陷處即是。

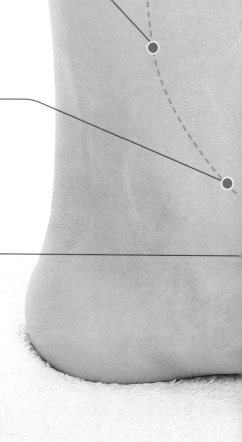

嘴唇發白

嘴唇發白，沒有血色，看起來沒有精神，不塗口紅都不敢出門。可以試試按摩太白，每天按揉太白 20 分鐘，再配合經常吃點補氣補血的食物，如紅棗和黃耆等，堅持 1 個月後，嘴唇就會變得紅潤了。

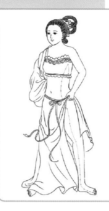

孕婦不宜按摩脾經上的**三陰交**。有文獻記載，合按**三陰交與合谷**，可能會導致流產，故慎用。

太白 SP3

主治：健脾化濕，理氣和胃。主治脾胃虛弱、胃痛、腹脹、腹痛、腰痛、腸鳴。
定位：在蹠區，第 1 蹠趾關節近端赤白肉際凹陷中。足大趾與足掌所構成的關節，後下方掌背交界線凹陷處即是。

大都 SP2

主治：健脾利濕、和胃鎮驚。主治腹脹、腹痛、嘔吐、便祕、胃痛、小兒驚風。
定位：在足趾，第 1 蹠趾關節遠端赤白肉際凹陷中。足大趾與足掌所構成的關節，前下方掌背交界線凹陷處即是。

隱白 SP1

主治：調經統血，健脾寧神。主治月經過多、崩漏、腹脹、便血、腦中風、昏迷。
定位：在足趾，大趾末節內側，趾甲根角側後方 0.1 寸（指寸）。足大趾趾甲內側緣與下緣各作一垂線，其交點處即是。

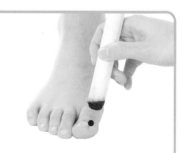

艾灸隱白可止血

月經期過長、月經量過多，崩漏，吐血，便血，只要用艾條溫和灸隱白20分鐘，再配合服用適量的雲南白藥，出血症狀就會得到改善。

貧血

每天上午的 9~11 時，做一次舒服的按揉吧！這個時辰是脾經經氣運行得最旺盛的時候，人體的陽氣也正處於上升趨勢，所以此時按揉血海可以改善氣血的運行。每側按揉 3 分鐘，要掌握好力道，不宜大力，只要能感覺到有微微的酸脹感即可。

箕門 SP11

主治： 健脾滲濕，通利下焦。主治兩股生瘡、陰囊濕癢、小便不利、遺尿。

定位： 在股前部，髕底內側端與衝門連線上，髕底內側端上 8 寸處。坐位繃腿，大腿內側有一魚狀肌肉隆起，魚尾凹陷處即是。

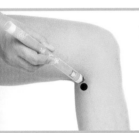

艾灸陰陵泉消水腫

眼袋水腫，臉色發暗，沒有光澤，全身水腫，虛胖，每天用艾條溫和灸陰陵泉20分鐘，症狀可改善。

陰陵泉 SP9

主治： 清利濕熱，健脾理氣，益腎調經，通經活絡。主治腹痛、膝痛、水腫、遺尿、腦中風、失眠。

定位： 在小腿內側，脛骨內側髁下緣與脛骨內側緣之間的凹陷中。拇指沿小腿內側骨內緣向上推，抵膝關節下，脛骨向內上彎曲凹陷處即是。

地機 SP8

主治： 健脾滲濕，調經止帶。主治腹脹腹痛、月經不調、遺精、糖尿病。

定位： 在小腿內側，陰陵泉下 3 寸，脛骨內側緣後際。先找到陰陵泉，直下量 4 橫指處即是。

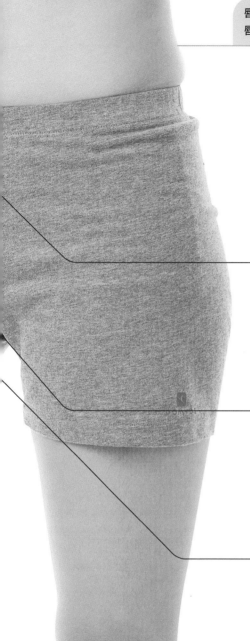

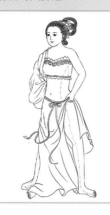

此時**不要食用燥熱及辛辣刺激性食物**，以免傷胃敗脾。脾的功能好，則消化吸收好，血液質量好，嘴唇是**紅潤**的。

腹結 SP14

主治：健脾化濕，理氣調腸。主治腹瀉、便祕、脅痛、打嗝、疝氣。

定位：在下腹部，臍中下 1.3 寸，前正中線旁開 4 寸。仰臥，氣海旁開 5 橫指，再向下 0.2 寸處即是。

府舍 SP13

主治：健脾理氣，散結止痛。主治腹痛、腹中腫塊、霍亂吐瀉、疝氣。

定位：在下腹部，臍中下 4.3 寸，前正中線旁開 4 寸。仰臥，腹股溝外側可摸到動脈搏動處，其外側按壓有酸脹感處即是。

衝門 SP12

主治：健脾化濕，理氣解痙。主治腹痛、腹脹、小便不利、妊娠水腫、崩漏。

定位：在腹股溝斜紋中，髂外動脈搏動處的外側，距恥骨聯合中點上緣 3.5 寸。仰臥，腹股溝外側可摸到搏動，搏動外側按壓有酸脹感處即是。

血海 SP10

主治：調經統血，健脾化濕。主治腹脹、月經不調、痛經、蕁麻疹、貧血、白癜風。

定位：在股前部，髕底內側端上 2 寸，股內側肌隆起處。屈膝 90°，手掌伏於膝蓋上，拇指與其他四指成 45°，拇指指尖處即是。

大包 SP21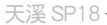

主治： 寬胸利脅，行氣止痛，止咳平喘。主治肺炎、胸膜炎、哮喘、氣喘、全身脹痛。

定位： 在胸外側區，第 6 肋間隙，在腋中線上。正坐側身或仰臥，腋窩頂點與第 11 肋骨端連線的中點處即是。

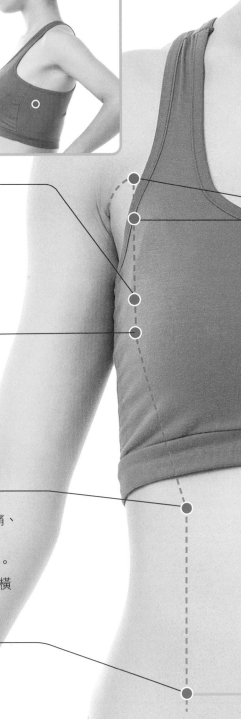

天溪 SP18

主治： 寬胸通乳，理氣止咳。主治胸部疼痛、咳嗽、胸脅脹痛、乳房腫痛。

定位： 在胸部，第 4 肋間隙，前正中線旁開 6 寸。仰臥，乳頭旁開 2 橫指處，乳頭所在肋間隙即是。

食竇 SP17

主治： 消食導滯，宣肺平喘，健脾和中，利水消腫。主治食積、反胃、胸膜炎、胸脅脹痛。

定位： 在胸部，第 5 肋間隙，前正中線旁開 6 寸。仰臥，乳頭旁開 3 橫指，再向下 1 個肋間隙處即是。

腹哀 SP16

主治： 健脾和胃，理氣調腸。主治肝膽疾病、腹痛、消化不良、便祕、痢疾。

定位： 在上腹部，臍上 3 寸，前正中線旁開 4 寸。肚臍沿前正中線向上量 4 橫指，再水平旁開 5 橫指（鎖骨中線上）處即是。

大橫 SP15

主治： 調理腸胃，溫中驅寒。主治腹脹、腹痛、痢疾、腹瀉、便祕、高血脂症。

定位： 在腹部，臍中旁開 4 寸。肚臍水平旁開 4 寸（鎖骨中線上）處即是。

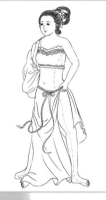

脾經不暢，大腳趾內側、
腳內緣、小腿、膝蓋或者
大腿內側、腹股溝等經絡
路線上出現**發冷、酸、脹、
麻、疼痛**等不適感。

周榮 SP20

主治：宣肺平喘、理氣化痰。主治胸
脅脹滿、脅肋痛、咳嗽、食慾缺乏。
定位：在胸部，第 2 肋間隙，前正中
線旁開 6 寸。仰臥，乳頭旁開 2 橫指，
再向上 2 個肋間隙處即是。

胸鄉 SP19

主治：宣肺止咳，理氣止痛。主治胸
部疼痛、咳嗽、胸脅脹痛、肋間神經痛。
定位：在胸部，第 3 肋間隙，前正中
線旁開 6 寸。仰臥，乳頭旁開 2 橫指，
再向上 1 個肋間隙處即是。

疲勞乏力

疲勞乏力、腰酸背痛、眼睛乾澀等亞健康已經開始困擾
著每一個忙碌的都市人，有沒有方法能改善這種狀態
呢？那就按揉大包吧！每天只需 10 分鐘，亞健康症狀
就會很快得到改善。

按揉大橫減脂

現代都市人的生活中，
「坐」是一種非常普遍的狀
態。因為工作常常一天坐到晚，很
難有運動的時間。長期久坐勢必會
造成脂肪堆積而形成大肚腩。為了
消除大肚腩請天天堅持按摩大橫。

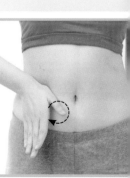

第六章
手少陰心經

手少陰心經在心中與足太陰脾經的支脈銜接，聯繫的臟腑器官有心繫、食道、目繫，屬心，絡小腸，在手小指與手太陽小腸經相接。心經，顧名思義屬於心，它如果出現問題的話，人就會感到心煩意亂、脅痛等，故稱「心為君主之官」。對於心臟疾病，心經有很好的調理作用。

極泉HT1：治冠狀動脈疾病的常用穴
青靈HT2：袪除疼痛無煩惱
少海HT3：常按少海，疼痛不來
靈道HT4：癲癇止抽就用它
通里HT5：有效緩解肘臂腫痛
陰郄HT6：治療骨蒸盜汗有特效
神門HT7：安神固本之要穴
少府HT8：養心護腎一舉兩得
少衝HT9：用力掐按可緩解焦慮

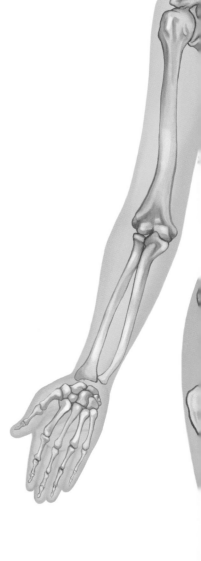

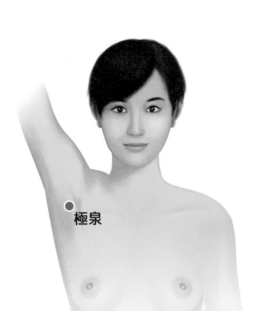

極泉

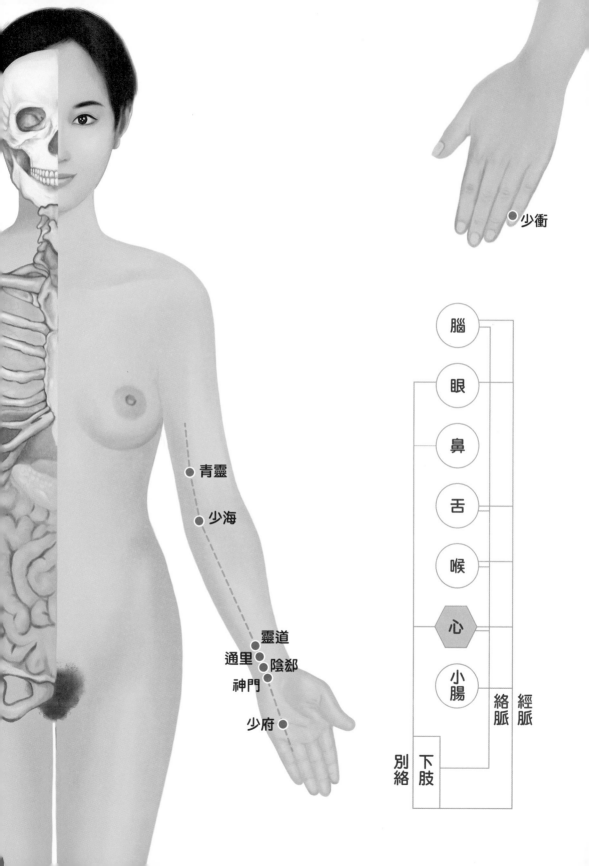

少衝

青靈

少海

靈道

通里　陰郄

神門

少府

腦

眼

鼻

舌

喉

心

小腸

別絡　下肢

絡脈　經脈

壓力過大而失眠

心經上的穴位，如少海、神門等，對緩解心
理壓力和疏通心理障礙很有幫助。經常失眠
的女性，尤其是出現易出汗、煩躁等症狀，
常常按揉少海和神門對穩定精神有特效。

按揉極泉不生氣

在日常生活中，生氣時有發
生。有些女性生氣時會感覺
胸悶氣短、心跳加快等身體
不適。怎樣有效緩解生氣時
的胸悶氣短、心跳加快等症
狀呢？用拇指指腹按揉極泉
3~5分鐘就可以很快緩解。

極泉 HT1

主治：寬胸寧神。主治冠狀動
脈疾病、心痛、四肢不舉、乳
汁分泌不足。

定位：在腋窩中央，腋動脈搏
動處。上臂外展，腋窩頂點可
觸摸到動脈搏動，按壓有酸脹
感處即是。

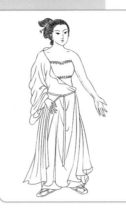

此時是心經當令的時間，**不宜做劇烈運動**，人在午時睡片刻，對於養心大有好處，可使下午至晚上**精力充沛**。

少海 HT3

主治：理氣通絡，益心安神。主治心痛、牙痛、肘臂攣痛、眼充血、鼻充血。

定位：在肘前部，橫平肘橫紋，肱骨內上髁前緣。屈肘90°，肘橫紋內側端凹陷處。

青靈 HT2

主治：理氣止痛，寬胸寧心。主治頭痛、肩臂紅腫、腋下腫痛、全身冷顫。

定位：在臂前部，肘橫紋上3寸，肱二頭肌的內側溝中。伸臂，確定少海與極泉位置，從少海沿兩者連線量4橫指處即是。

靈道 HT4

主治：寧心，安神，通絡。主治心臟疾病、胃痛、目赤腫痛、癲癇。

定位：在前臂內側，腕掌側遠端橫紋上1.5寸，尺側腕屈肌腱的橈側緣。仰掌用力握拳，沿尺側肌腱內側的凹陷，從腕橫紋向上量2橫指處即是。

少衝 HT9

主治：生發心氣，清熱熄風，醒神開竅。主治癲狂、熱病、昏迷、目黃、胸痛。

定位：在手指，小指末節橈側，指甲根角側上方 0.1 寸（指寸）。伸小指，沿指甲底部與指橈側引線交點處即是。

神門 HT7

主治：補益心氣，通經活絡。主治心煩、失眠、痴呆、頭痛、心悸、目眩、手臂疼痛、冠狀動脈疾病。

定位：在腕前區，腕掌側遠端橫紋尺側端，尺側腕屈肌腱的橈側緣。微握掌，另一手四指握住手腕，屈拇指，指甲尖所到凹陷處即是。

少府 HT8

主治：清心洩熱，理氣活絡。主治心悸、胸痛、手小指拘攣、臂神經痛。

定位：在手掌，橫平第 5 掌指關節近端，第 4、第 5 掌骨之間。半握拳，小指指尖所指處即是。

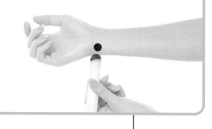

艾灸神門養心安神

失眠會令人疲勞、不安、全身不適、無精打采等。可以採用溫和灸的方法來艾灸神門，每天灸1次，每次灸3~15分鐘，灸至皮膚溫熱即可。

熱病、昏迷

少衝配合中衝、大椎和太衝可以治療熱病、昏迷。方法是在這些穴位上點刺放血，擠出幾滴血，患者可能很快就會醒過來了。

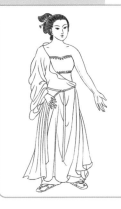

午睡雖好，但不宜超過 1 小時，否則易引起**失眠**。另外，午餐時**不要吃得太多**，凡事過猶不及。

陰郄 HT6

主治：寧心安神，清心除煩。主治胃痛、吐血、心痛、盜汗、失語。
定位：在前臂前區，腕掌側遠端橫紋上 0.5 寸，尺側腕屈肌腱的橈側緣。仰掌用力握拳，沿尺側肌腱內側的凹陷，從腕橫紋向上量半橫指處。

通里 HT5

主治：清熱安神，通經活絡。主治肘臂腫痛、頭痛、頭昏、心悸、扁桃腺炎。
定位：在前臂前區，腕掌側遠端橫紋上 1 寸，尺側腕屈肌腱的橈側緣。仰掌用力握拳，沿尺側肌腱內側的凹陷，從腕橫紋向上量 1 橫指處即是。

第七章
手太陽小腸經

手太陽小腸經在手小指與手少陰心經相銜接，聯繫的臟腑器官有食道、橫膈、胃、心、小腸、耳、目內外眥，在目內眥與足太陽膀胱經相接。心與小腸相表裡，小腸經是靠心經供應氣血的，如果心臟有問題，小腸經就會先有徵兆，所以，手太陽小腸經是反映心臟能力的鏡子。

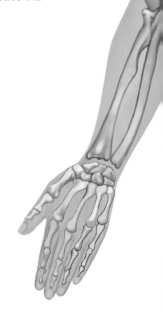

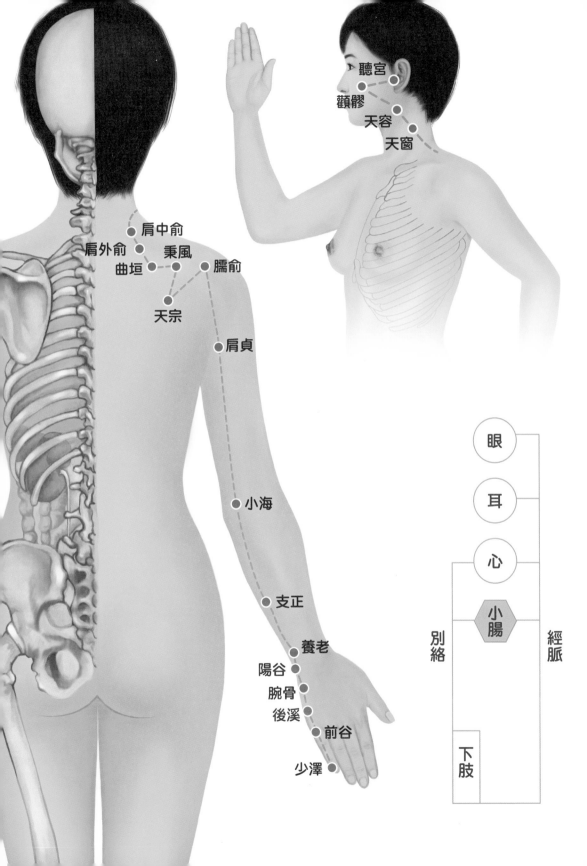

聽宮

顴髎

天容

天窗

肩中俞

肩外俞

秉風

曲垣

臑俞

天宗

肩貞

小海

支正

養老

陽谷

腕骨

後溪

前谷

少澤

眼

耳

心

小腸

下肢

別絡

經脈

少澤 SI1

主治：清熱利咽，通乳開竅。主治頭痛、頸項痛、腦中風昏迷、乳汁不足。

定位：在手指，小指末節尺側，距指甲根角側上方 0.1 寸（指寸）。伸小指，沿指甲底部與指尺側引線交點處即是。

前谷 SI2

主治：清利頭目，安神定志，通經活絡。主治頭項急痛、口瘡、手指癢麻、臂痛不得舉。

定位：在手指，第 5 掌指關節尺側遠端赤白肉際凹陷中。握拳，小指掌指關節前有一皮膚皺襞突起，其尖端處即是。

後溪 SI3

主治：清心安神，通血活絡。主治頸肩痛、肘臂痛、汗多、落枕、急性腰扭傷。

定位：在手內側，第 5 掌指關節尺側近端赤白肉際凹陷中。握拳，小指掌指關節後有一皮膚皺襞突起，其尖端處即是。

腕骨 SI4

主治：利濕，止咳。主治黃疸、瘧疾、手腕無力、落枕、前臂痛、頭痛、耳鳴。

定位：在手內側，第 5 掌骨基底與三角骨之間的赤白肉際凹陷中。微握拳，掌心向胸，由後溪向腕部推，摸到兩骨結合凹陷處。

陽谷 SI5

主治：明目安神，通經活絡。主治頭痛，臂、腕外側痛，耳鳴，耳聾。

定位：在腕部，尺骨莖突與三角骨之間的凹陷中。屈腕，在手背腕外側摸到兩骨結合凹陷處即是。

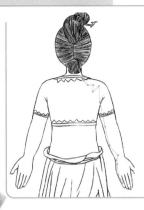

心與小腸相表裡，這種關係是通過經絡的通道聯繫起來的。如果**心臟有問題**，在最初的時候，**小腸經就先有徵兆了**。

產後乳少

產後媽媽乳汁少，不夠寶寶吃，除了喝各種下奶湯，還可以通過按摩的方法來改善。可以選擇膻中、少澤和足三里進行按摩，每個穴位 1~3 分鐘，堅持按摩，乳量就會慢慢增加了。

養老 SI6

主治：清頭明目，舒筋活絡。主治老年痴呆、目視不明、耳聾、急性腰痛。

定位：在前臂外側，腕背橫紋上 1 寸，尺骨頭橈側凹陷中。屈腕掌心向胸，沿小指側隆起高骨往橈側推，觸及一骨縫處即是。

支正 SI7

主治：安神定志，清熱解表，通經活絡。主治頭痛、目眩、腰背痠痛、四肢無力、糖尿病。

定位：在前臂外側，腕背側遠端橫紋上 5 寸，尺骨尺側與尺側腕屈肌之間。屈肘俯掌，確定陽谷與小海位置，二者連線中點向下 1 橫指處即是。

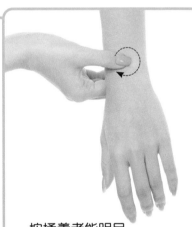

按揉養老能明目

按揉養老穴，能舒筋明目，協調臟腑功能，增強抵抗能力，對於眼花目暗、眼瞼下垂、聽力減退、肩酸背痛等有很好的治療效果。此外，經常刺激養老還有降血壓的作用。

午餐最好在 **13:00 之前**吃完，此時小腸精力最旺盛，可更好地吸收營養物質。

天宗 SI11

主治：舒筋活絡，理氣消腫。主治頸椎病、肩胛疼痛、五十肩、頰頷腫、肘痠痛、乳房脹痛、氣喘。

定位：在肩胛區，肩胛岡下緣與肩胛骨下角連線上 1/3 與下 2/3 交點凹陷中。以對側手，由頸下過肩，手伸向肩胛骨處，中指指腹所在處即是。

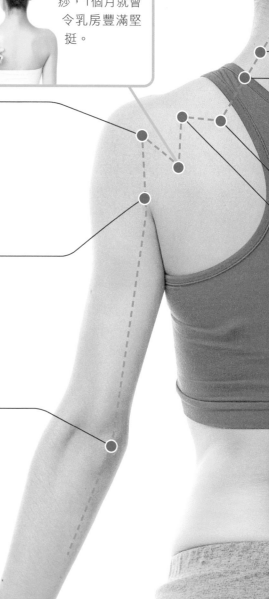

刮拭天宗豐胸美乳

先在天宗上塗抹適量刮痧油，再用刮痧板從上向下刮拭天宗30~50次，堅持刮痧，1個月就會令乳房豐滿堅挺。

臑俞 SI10

主治：舒筋活絡，化痰消腫。主治肩臂痠痛無力、肩腫、頸淋巴結核。

定位：在肩後部，腋後紋頭直上，肩胛岡下緣凹陷中。手臂內收，腋後紋末端直上與肩胛岡下緣交點處即是。

肩貞 SI9

主治：清頭聰耳，通經活絡。主治五十肩、肩胛痛、手臂麻痛、耳鳴。

定位：在肩關節後下方，腋後紋頭直上 1 寸。正坐垂臂，從腋後紋頭向上量 1 橫指處即是。

小海 SI8

主治：安神定志，清熱通絡。主治目眩、耳聾、頰腫、頸項痛、貧血眩暈。

定位：在肘外側，尺骨鷹嘴與肱骨內上髁之間凹陷中。屈肘，肘尖最高點與肘部內側高骨最高點間凹陷處即是。

肩中俞 SI15

主治：解表宣肺。主治咳嗽、肩背痠痛、頸項僵硬、發熱惡寒。

定位：在脊柱區，第 7 頸椎棘突下，後正中線旁開 2 寸。低頭，後頸部最突起椎體旁開 3 橫指處即是。

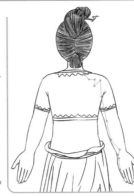

午餐後按經脈循行路線按揉小腸經穴位能起到最佳效果，肩部可請家人幫助按揉，但要注意力度，**以舒適為度**。每次按揉 5~10 分鐘。

肩外俞 SI14

主治：舒筋活絡，祛風止痛。主治肩背痠痛、頸項僵硬、上肢冷痛、偏頭痛。

定位：在脊柱區，第 1 胸椎棘突下，後正中線旁開 3 寸。在背部，先找到第 1 胸椎棘突，在其下方旁開 4 橫指處即是。

曲垣 SI13

主治：舒筋活絡，疏風止痛。主治肩胛拘攣疼痛、上肢酸麻、咳嗽。

定位：在肩胛區，肩胛岡內側端上緣凹陷中。低頭，後頸部最突起椎體往下數 2 個椎體，即第 2 胸椎棘突，與臑俞連線的中點處即是。

秉風 SI12

主治：散風活絡，止咳化痰。主治肩胛疼痛不舉、頸強不得回顧、咳嗽。

定位：在肩胛區，肩胛岡中點上方岡上窩中。舉臂，天宗直上，肩胛部凹陷處即是。

肘臂疼痛

小海配手三里一起按摩能緩解肘臂疼痛。用拇指指腹按揉小海和手三里，按壓時力度要適中，每次按摩 5 分鐘，每天按摩 2 次。

耳鳴耳聾

刺激聽宮、翳風和關沖等穴位可以緩解耳鳴耳聾的症狀。在經絡調理中，耳鳴耳聾是最難有效的，只有持之以恆，才可以收到意想不到的效果。

顴髎 SI18

主治：祛風鎮驚，清熱消腫。主治面痛、口眼喎斜、三叉神經痛、牙齦腫痛。

定位：在面部，顴骨下緣，目外眥直下凹陷中。在面部，顴骨最高點下緣凹陷處即是。

按摩顴髎緩解黑眼圈

用拇指指腹按揉顴髎3~5分鐘，每天堅持按摩，可有效預防黑眼圈。

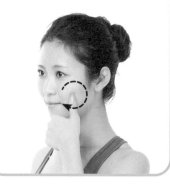

天窗 SI16

主治：熄風寧神，利咽聰耳。主治頭痛、耳鳴、咽喉腫痛、痔瘡。

定位：在頸部，橫平喉結，胸鎖乳突肌的后緣。轉頭，從耳下向喉嚨中央走行的繃緊的肌肉后緣與喉結相平處即是。

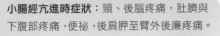
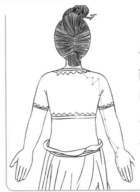

儘管午餐最好**在 13 時之前吃完**，但也不要趕在 12 時吃飯，因為此時人的氣血是**全天中最旺的時刻**，身體處於最亢奮的狀態。

面部肌膚鬆弛

在面部塗足量的刮痧乳後，將刮痧板平置於手掌心或用四指按住刮痧板，手指不接觸皮膚，依次在顴髎、地倉、頰車和下關上做緩慢、柔和的旋轉移動。每天 1 次，可以為肌膚提供充足的營養，肌膚就會富有彈性而緊致。

聽宮 SI19

主治：聰耳開竅。主治耳鳴、耳聾、中耳炎、耳部疼痛、聾啞、牙痛、面癱。

定位：在面部，耳屏正中與下頜骨髁突之間的凹陷中。微張口，耳屏與下頜關節之間凹陷中即是。

天容 SI17

主治：清熱利咽，消腫降逆。主治頭痛、耳鳴、耳聾、咽喉腫痛、哮喘。

定位：在頸部，下頜角后方，胸鎖乳突肌前緣凹陷中。耳垂下方的下頜角后方凹陷處即是。

第八章
足太陽膀胱經

足太陽膀胱經在目內眥與手太陽小腸經銜接，聯繫的臟腑器官有目、鼻、腦，屬膀胱，絡腎，在足小趾與足少陰腎經相接。不論是眼部疾病，還是腿部疾病，抑或是後背脊椎問題，都可以找膀胱經上的穴位來解決。

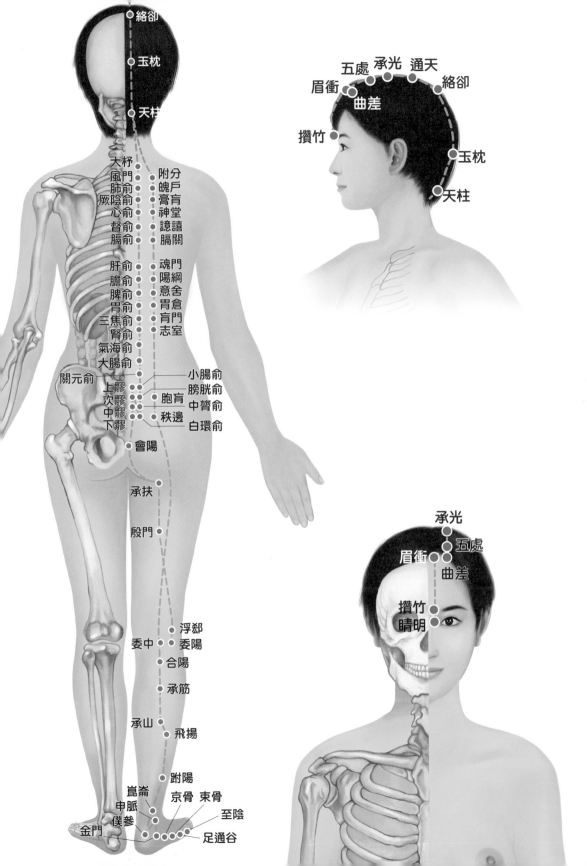

絡卻
玉枕
天柱

大杼
風門
肺俞
厥陰俞
心俞
督俞
膈俞

肝俞
膽俞
脾俞
胃俞
三焦俞
腎俞
氣海俞
大腸俞

關元俞

上髎
次髎
中髎
下髎

附分
魄戶
膏肓
神堂
譩譆
膈關

魂門
陽綱
意舍
胃倉
肓門
志室

小腸俞
膀胱俞
胞肓
中膂俞
秩邊
白環俞

會陽

承扶

殷門

浮郄
委中 委陽
合陽
承筋
承山 飛揚

跗陽
崑崙 京骨 束骨
申脈 至陰
僕參
金門 足通谷

五處 承光 通天
眉衝 曲差 絡卻
攢竹 玉枕
天柱

承光
五處
眉衝 曲差
攢竹
睛明

黑眼圈

先把面部清洗乾淨，均勻塗抹專用美容刮痧
乳，用美容刮痧板的角部垂直按揉睛明、四
白和承泣。經過每天持之以恆的按揉治療，
疼痛會逐漸減輕，沙礫、結節會逐漸縮小，
黑眼圈即隨之減輕。

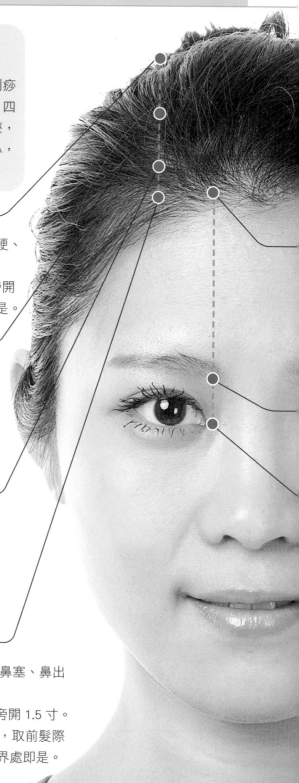

通天 BL7

主治：清熱除濕，通利鼻竅。主治頸項強硬、
頭痛、頭重、鼻塞、口眼喎斜。

定位：在頭部，前髮際正中直上 4 寸，旁開
1.5 寸處。先取承光，其直上 2 橫指處即是。

承光 BL6

主治：清熱明目，疏風散熱。主治頭痛、
口眼喎斜、鼻塞、目眩、目視不明。

定位：在頭部，前髮際正中直上 2.5 寸，
旁開 1.5 寸。先取百會，再取百會至前髮
際的中點，再旁開量 2 橫指處即是。

五處 BL5

主治：清熱散風，明目鎮痙。主治小兒
驚風、頭痛、目眩、目視不明、癲癇。

定位：在頭部，前髮際正中直上 1 寸，
旁開 1.5 寸。前髮際正中直上 1 橫指，
再旁開量 2 橫指處即是。

曲差 BL4

主治：清熱明目，安神利竅。主治頭痛、鼻塞、鼻出
血、心中煩悶、眼病。

定位：在頭部，前髮際正中直上 0.5 寸，旁開 1.5 寸。
前髮際正中直上 0.5 寸，再旁開量 2 橫指，取前髮際
中點至額角髮際連線的內 1/3 與外 2/3 交界處即是。

眼睛乾澀

每天堅持按摩或刮拭攢竹和睛明各 3~5 分鐘，對眼睛乾澀、迎風流淚、視物模糊等都有很好的效果。

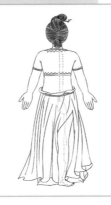

可用**雙手拇指和食指**捏住脊柱兩邊肌肉（或用掌根）儘可能**從頸椎一直推到尾骨**，然後十指併攏，按住脊柱向上推回到開始的位置。

眉衝 BL3

主治：散風清熱，鎮痙寧神。主治眩暈、頭痛、鼻塞、目視不明、目赤腫痛。
定位：在頭部，額切跡直上入髮際 0.5 寸。手指自眉毛向上推，入髮際 0.5 寸處按壓有酸痛感處即是。

攢竹 BL2

主治：洩熱清目，祛風通絡。主治頭痛、口眼喎斜、目赤腫痛、近視、夜盲症。
定位：在面部，眉頭凹陷中，額切跡處。皺眉，眉毛內側端有一隆起處即是。

睛明 BL1

主治：洩熱明目，祛風通絡。主治目視不明、近視、夜盲、急性腰扭傷。
定位：在面部，目內眥內上方眶內側壁凹陷中。正坐闔眼，手指置於內側眼角稍上方，按壓有一凹陷處即是。

按揉睛明緩解眼部疲勞

對於經常用眼的女性來講，應該熟練準確地掌握睛明的取穴和按摩方法，只要簡單地用手指指腹按揉一兩分鐘，就可以明顯地緩解眼部疲勞。

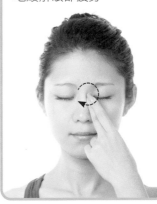

此時適當活動有助於體內津液循環，喝**滋陰洩火**
的茶水對陰虛的女性最有效。

濕疹

治呼吸方面的病變，尤其是慢性疾病和器質性病變，都可
以通過指壓肺俞進行治療。此外，肺與皮膚關係密切，故
經常按摩肺俞也可以治皮膚疾病，如牛皮癬、濕疹等。

絡卻 BL8

主治：清熱安神，平肝熄風。主治口眼喎斜、眩暈、
鼻塞、目視不明、抑鬱症。
定位：在頭部，前髮際正中直上 5.5 寸，旁開 1.5 寸。
先取承光，其直上 4 橫指處即是。

玉枕 BL9

主治：清熱明目，通經活絡。主治頭痛、眩暈、
目痛不能遠視、鼻塞。
定位：在頭部，後髮際正中直上 2.5 寸，旁開 1.3
寸。沿後髮際正中向上輕推，觸及枕骨，由此旁
開 2 橫指，在骨性隆起的外上緣有一凹陷處即是。

天柱 BL10

主治：清頭明目，強健筋骨。主治頭痛、頸
項僵硬、肩背疼痛、落枕、哮喘。
定位：在頸後部，橫平第 2 頸椎棘突上際，
斜方肌外緣凹陷中。後髮際正中旁開 2 橫指
處即是。

大杼 BL11

主治：強筋骨，清邪熱。主治咳嗽、肩背痛、
喘息、胸脅支滿。
定位：在上背部，當第 1 胸椎棘突下，後正
中線旁開 1.5 寸。低頭屈頸，頸背交界處椎
骨高突向下推 1 個椎體，下緣旁開 2 橫指處
即是。

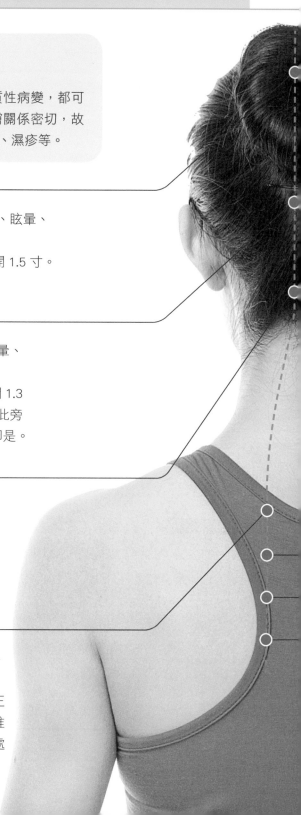

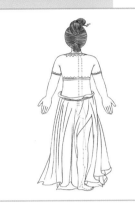

午時**睡個午覺**，有利於
保證申時膀胱經的保養，
令人精力充沛，下午工
作起來更有精神。

風門 BL12

主治：宣肺解表，益氣固表。主治傷風咳嗽、
發熱、頭痛、哮喘、嘔吐、感冒。

定位：在上背部，第 2 胸椎棘突下，後正
中線旁開 1.5 寸。低頭屈頸，頸背交界處
椎骨高突向下推 2 個椎體，其下緣旁開 2
橫指處即是。

肺俞 BL13

主治：宣肺解表，清熱理氣。主治咳嗽、
哮喘、胸滿喘逆、酒渣鼻、耳聾、小兒感冒。

定位：在上背部，第 3 胸椎棘突下，後正
中線旁開 1.5 寸。低頭屈頸，頸背交界處
椎骨高突向下推 3 個椎體，下緣旁開 2 橫
指處即是。

按揉風門祛風

風門是中醫祛風最常
用的穴位之一。按摩
風門有宣通肺氣、調
理氣機的作用，能夠
有效治療各種風寒感
冒、發熱、咳嗽、
哮喘、支氣管炎等疾
病。

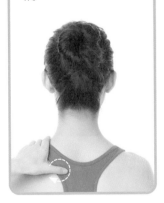

厥陰俞 BL14

主治：寬胸理氣，活血止痛。主治胃痛、嘔吐、
心痛、心悸、胸悶。

定位：在上背部，第 4 胸椎棘突下，後正中線
旁開 1.5 寸。低頭屈頸，頸背交界處椎骨高突
向下推 4 個椎體，下緣旁開 2 橫指處即是。

心俞 BL15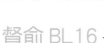

主治：寬胸理氣，通絡安神。主治胸背痛、心悸、失眠、健忘、嘔吐。

定位：在上背部，第 5 胸椎棘突下，後正中線旁開 1.5 寸。肩胛骨下角水平連線與脊柱相交椎體處，往上推 2 個椎體，其下緣旁開 2 橫指處即是。

點壓心俞治心悸

經常心悸的女性可以用拇指直接點壓心俞，以順時針方向按摩，堅持每分鐘按摩80次，每天按摩兩三次，可緩解心悸。

督俞 BL16

主治：理氣止痛，強心通脈。主治發熱、惡寒、心痛、腹痛、腹脹、腸鳴、冠狀動脈疾病、心絞痛、打嗝。

定位：在上背部，第 6 胸椎棘突下，後正中線旁開 1.5 寸。肩胛骨下角水平連線與脊柱相交椎體處，往上推 1 個椎體，其下緣旁開 2 橫指處即是。

膈俞 BL17

主治：理氣寬胸，活血通脈。主治咯血、便血、心痛、心悸、胸痛、胸悶、嘔吐、打嗝、蕁麻疹。

定位：在背部，第 7 胸椎棘突下，後正中線旁開 1.5 寸。肩胛骨下角水平連線與脊柱相交椎體處，其下緣旁開 2 橫指處即是。

肝俞 BL18

主治：疏肝利膽，理氣明目。主治黃疸、肝炎、目視不明、痛經、眩暈、腹瀉。

定位：在背部，第 9 胸椎棘突下，後正中線旁開 1.5 寸。肩胛骨下角水平連線與脊柱相交椎體處，往下推 2 個椎體，其下緣旁開 2 橫指處即是。

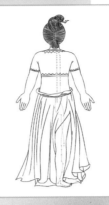

膀胱經虛寒則容易**怕風怕冷、流鼻涕、打噴嚏**，經脈循行部位如項、背、腰、小腿疼痛及運動障礙。

更年期症候群

用面刮法從上向下刮拭背部督脈命門，膀胱經雙側肝俞至腎俞。刮拭刺激這些穴位可以調理肝脾而助氣血生化和運行，從而改善更年期症狀。

膽俞 BL19

主治：疏肝利膽，清熱化濕。主治胃脘部及肚腹脹滿、嘔吐、黃疸。

定位：在背部，第 10 胸椎棘突下，後正中線旁開 1.5 寸。肩胛骨下角水平連線與脊柱相交椎體處，往下推 3 個椎體，其下緣旁開 2 橫指處即是。

脾俞 BL20

主治：健脾和胃，利濕升清。主治腹脹、嘔吐、腹瀉、胃痛、神經性皮膚炎、小兒咳嗽、小兒發熱。

定位：在下背部，第 11 胸椎棘突下，後正中線旁開 1.5 寸。肚臍水平線與脊柱相交椎體處，往上推 3 個椎體，其上緣旁開 2 橫指處即是。

胃俞 BL21

主治：和胃健脾，理中降逆。主治胃痛、嘔吐、腹瀉、痢疾、小兒疳積。

定位：在下背部，第 12 胸椎棘突下，後正中線旁開 1.5 寸。肚臍水平線與脊柱相交椎體處，往上推 2 個椎體，其上緣旁開 2 橫指處即是。

三焦俞 BL22

主治：調理三焦，利水強腰。主治水腫、小便不利、遺尿、腹水、腸鳴、腹瀉。

定位：在腰部，第 1 腰椎棘突下，後正中線旁開 1.5 寸。肚臍水平線與脊柱相交椎體處，往上推 1 個椎體，其上緣旁開 2 橫指處即是。

腎俞 BL23

主治：益腎助陽，利水強腰。主治遺精、陽痿、月經不調、小便不利、水腫閉經。

定位：在腰部，第 2 腰椎棘突下，後正中線旁開 1.5 寸。肚臍水平線與脊柱相交椎體處，其下緣旁開 2 橫指處即是。

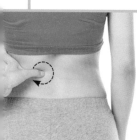

按揉腎俞治性冷淡

女性性冷淡是難以啟齒的病症，何不試試自己按摩呢！用拇指指腹按揉腎俞5~10分鐘，不可操之過急，應持之以恆，只要堅持1~2個月，完全有治癒的可能。

氣海俞 BL24

主治：益腎壯陽，調經止痛。主治痛經、痔瘡、腰痛、腿膝不利。

定位：在腰部，第 3 腰椎棘突下，後正中線旁開 1.5 寸。肚臍水平線與脊柱相交椎體處，往下推 1 個椎體，其下緣旁開 2 橫指處即是。

大腸俞 BL25

主治：理氣降逆，調和腸胃。主治腹痛、腹脹、便祕、痢疾、腰脊強痛。

定位：在腰部，第 4 腰椎棘突下，後正中線旁開 1.5 寸。兩側髂嵴連線與脊柱交點，旁開量 2 橫指處即是。

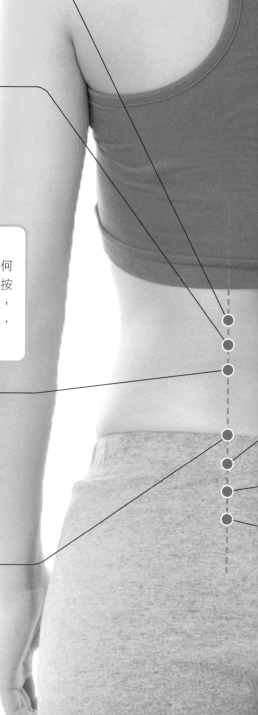

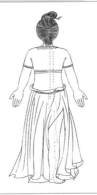

膀胱是貯藏人體水液
的地方，靠它的**氣化功
能**，幫我們把身體裡
沒用的水液轉化成尿，
排出體外。

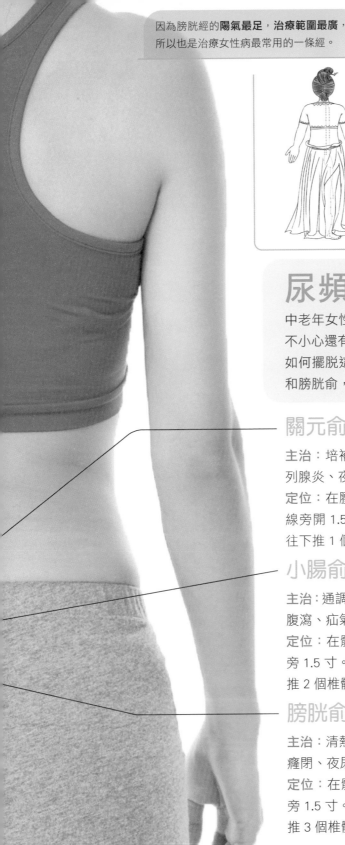

尿頻尿急

中老年女性很多都會有尿頻尿急的症狀，一
不小心還有可能尿在褲子上，令人十分尷尬。
如何擺脫這種困擾呢？堅持按摩中極、腎俞
和膀胱俞，1 個月就可以改善症狀。

關元俞 BL26

主治：培補元氣，調理下焦。主治腹瀉、前
列腺炎、夜尿症、慢性骨盆腔炎、痛經。
定位：在腰骶部，第 5 腰椎棘突下，後正中
線旁開 1.5 寸。兩側髂嵴連線與脊柱交點，
往下推 1 個椎體，旁開量 2 橫指處即是。

小腸俞 BL27

主治：通調二便，清熱利濕。主治腰痛、痢疾、
腹瀉、疝氣、痔瘡、骨盆腔炎。
定位：在骶部，橫平第 1 骶後孔，骶正中嵴
旁 1.5 寸。兩側髂嵴連線與脊柱交點，往下
推 2 個椎體，旁開量 2 橫指處即是。

膀胱俞 BL28

主治：清熱利濕，通經活絡。主治小便赤澀、
癃閉、夜尿症、遺精、坐骨神經痛。
定位：在骶部，橫平第 2 骶後孔，骶正中嵴
旁 1.5 寸。兩側髂嵴連線與脊柱交點，往下
推 3 個椎體，旁開量 2 橫指處即是。

經絡是流動的，而且是有方向地流動的，
膀胱經是從上往下，腎經是從下往上。

痛經、子宮肌瘤

上髎、中髎、次髎、下髎是專門治療生殖系統方面疾病的。如果有痛經、子宮肌瘤等疾病的女性在這4個穴位上肯定痛點很多。只要在這附近找到痛點按揉，就能達到很好的療效。

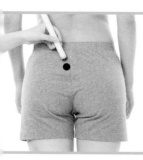

艾灸上髎調月經

用艾條溫和灸上髎20分鐘，每天1次，可用於治療女性月經不調、少腹虛寒、大小便不利等疾病。

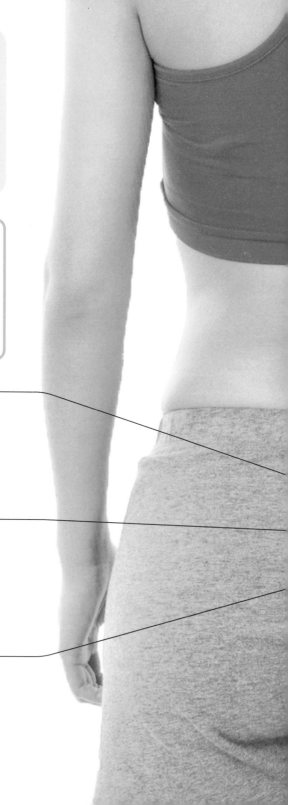

上髎 BL31

主治：月經不調、帶下、遺精、陽痿、二便不利、腰骶痛、腰膝痠軟。

定位：在骶區，正對第1骶後孔中。

次髎 BL32

主治：月經不調、帶下、遺精、陽痿、二便不利、腰骶痛、腰膝痠軟。

定位：在骶區，正對第2骶後孔中。

中髎 BL33

主治：月經不調、帶下、遺精、陽痿、二便不利、腰骶痛、腰膝痠軟。

定位：在骶區，正對第3骶孔中。

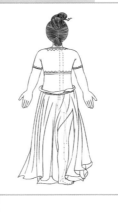

膀胱經和腎經是完全相
連的一條經，只是在小
腳趾的外側至陰處將其
分開了，走在人體的**外
側是膀胱經**，走在人體
的**內側是腎經**。

中膂俞 BL29

主治：益腎溫陽，調理下焦。主治腰脊強
痛、痢疾、腎虛、坐骨神經痛。

定位：在骶部，橫平第 3 骶後孔，骶正中
嵴旁 1.5 寸。兩側髂嵴連線與脊柱交點，
往下推 4 個椎體，旁開量 2 橫指處即是。

白環俞 BL30

主治：益腎固精，調理經帶。主治月經不
調、遺精、腰腿痛、下肢癱瘓。

定位：在骶部，橫平第 4 骶後孔，骶正中
嵴旁 1.5 寸。兩側髂嵴連線與脊柱交點，
往下推 5 個椎體，旁開量 2 橫指處即是。

下髎 BL34

主治：月經不調、帶下、遺精、陽痿、二
便不利、腰骶痛、腰膝痠軟。

定位：在骶區，正對第 4 骶後孔中。

會陽 BL35

主治：清熱利濕，益腎固帶。主治腹瀉、痔
瘡、便血、陽痿、陰部汗濕瘙癢。

定位：在骶尾部，尾骨尖旁開 0.5 寸。俯臥，
順著脊柱向下摸到盡頭，旁開 0.5 寸處即是。

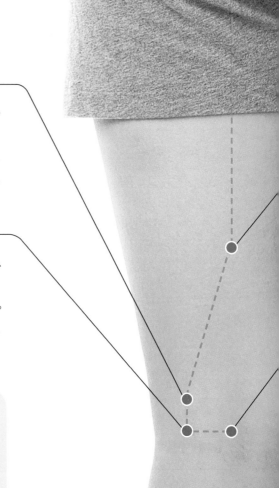

女性面色晦暗無光澤，可以拍打膀胱經上的**委陽**、**委中**和腎經上的**陰谷**。

下肢疼痛

下肢疼痛時可以選擇承扶、殷門和浮郄，用火罐在這 3 個穴上各留罐 5~10 分鐘，隔天 1 次。

承扶 BL36

主治：通便消痔，舒筋活絡。主治下肢癱瘓、坐骨神經痛、痔瘡。
定位：在股後部，臀下橫紋的中點。俯臥，臀下橫紋正中點，按壓有酸脹感處即是。

浮郄 BL38

主治：舒筋通絡。主治腰、骶、臀、股部疼痛，坐骨神經痛，下肢癱瘓。
定位：在膝後部，膕橫紋上 1 寸，股二頭肌腱的內側緣。先找到委陽，向上量 1 橫指處即是。

委陽 BL39

主治：舒筋活絡，通利水濕。主治小便淋漓、便祕、腰背部疼痛。
定位：在膝部膕橫紋上，股二頭肌腱內側緣。膝蓋後面凹陷中央的膕橫紋外側，股二頭肌腱內側即是。

小便黃，味道重

如果您小便黃，味道重，每天用力按揉委中 20 分鐘，配合多喝白開水，3 天症狀即可改善。

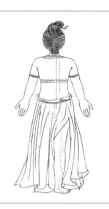

用溫熱的手掌推按整個後背，或者用**刮痧、拔罐、艾灸、針刺**等方法在膀胱經上按摩，就可以輕鬆將膀胱經的毒排出去。

殷門 BL37

主治：舒筋通絡，強腰健膝。主治腰、骶、臀、股部疼痛，下肢癱瘓。

定位：在股後區，臀下橫紋下 6 寸，股二頭肌與半腱肌之間。先找到承扶、膝蓋後面凹陷中央的膕橫紋中點，二者連線的中點上 1 橫指處即是。

委中 BL40

主治：舒筋活絡，洩熱清暑，涼血解毒。主治腰脊痛、坐骨神經痛、膝關節炎、半身不遂、皮膚瘙癢、發熱。

定位：在膝後部，膕橫紋中點。膝蓋後面凹陷中央的膕橫紋中點處即是。

按壓委中治腿部疼痛

久坐引起腿部疼痛時，可找一支較粗的筆，用膝部後側用力夾住刺激委中。

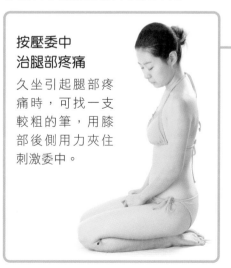

附分 BL41

主治：舒筋活絡，疏風散邪。主治肩背拘
急疼痛、頸項強痛、坐骨神經痛。

定位：在上背部，第 2 胸椎棘突下，後正
中線旁開 3 寸。低頭屈頸，頸背交界處椎
骨高突向下推 2 個椎體，其下緣旁開 4 橫
指處即是。

魄戶 BL42

主治：理氣降逆，舒筋活絡。主
治咳嗽、氣喘、支氣管炎、肺結
核、頸項僵硬、肩背痛。

定位：在上背部，第 3 胸椎棘
突下，後正中線旁開 3 寸。低
頭屈頸，頸背交界處椎骨高突
向下推 3 個椎體，其下緣旁開 4
橫指處即是。

膏肓 BL43

主治：補虛益損，調理肺氣。
主治肺癆、咳嗽、氣喘、盜汗、
健忘、遺精。

定位：在上背部，第 4 胸椎棘
突下，後正中線旁開 3 寸。低
頭屈頸，頸背交界處椎骨高突
向下推 4 個椎體，其下緣旁開
4 橫指處即是。

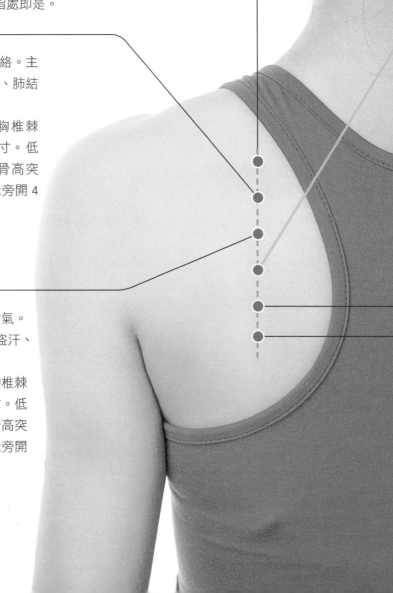

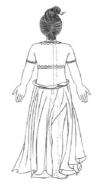

足太陽膀胱經於每天**下午
3~5 時氣血最旺**，在這個
時候，如果你去刺激它，
能更快把你身體裡的**毒素**
排出體外。

點壓神堂治哮喘

咳嗽、哮喘發作時，用雙手拇
指直接點壓神堂，堅持3~5分
鐘，可以很快緩解症狀。

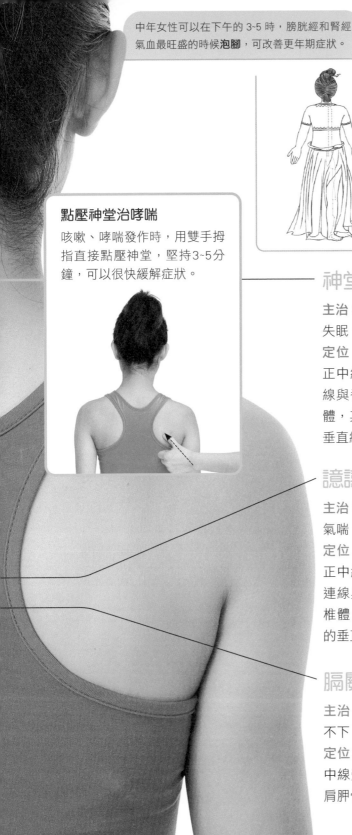

神堂 BL44

主治：寬胸理氣，寧心安神。主治心悸、
失眠、肩背痛、哮喘、心臟病。
定位：在背部，第 5 胸椎棘突下，後
正中線旁開 3 寸。肩胛骨下角水平連
線與脊柱相交椎體處，往上推 2 個椎
體，其下緣水平線與肩胛骨脊柱緣的
垂直線交點處即是。

譩譆 BL45

主治：宣肺理氣，通絡止痛。主治咳嗽、
氣喘、目眩、肩背痛、季脅痛。
定位：在背部，第 6 胸椎棘突下，後
正中線旁開 3 寸處。肩胛骨下角水平
連線與脊柱相交椎體處，往上推 1 個
椎體，其下緣水平線與肩胛骨脊柱緣
的垂直線交點處即是。

膈關 BL46

主治：寬胸理氣，和胃降逆。主治飲食
不下、嘔吐、胸中噎悶、脊背強痛。
定位：在背部，第 7 胸椎棘突下，後正
中線旁開 3 寸。肩胛骨下角水平連線與
肩胛骨脊柱緣的垂直線交點處即是。

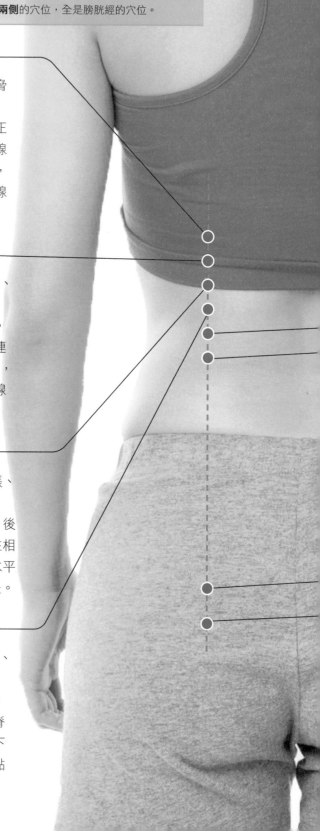

魂門 BL47

主治：疏肝理氣，降逆和胃。主治胸脅
脹痛、嘔吐、腸鳴腹瀉、背痛。

定位：在背部，第 9 胸椎棘突下，後正
中線旁開 3 寸處。肩胛骨下角水平連線
與脊柱相交椎體處，往下推 2 個椎體，
其下緣水平線與肩胛骨脊柱緣的垂直線
交點處即是。

陽綱 BL48

主治：疏肝利膽，健脾和中。主治腹瀉、
黃疸、腹痛、大便瀉利、小便赤澀。

定位：在下背部，第 10 胸椎棘突下，
後正中線旁開 3 寸。肩胛骨下角水平連
線與脊柱相交椎體處，往下推 3 個椎體，
其下緣水平線與肩胛骨脊柱緣的垂直線
交點處即是。

意舍 BL49

主治：健脾和胃，利膽化濕。主治腹脹、
背痛、食慾缺乏、腹瀉、嘔吐、納呆。

定位：在下背部，第 11 胸椎棘突下，後
正中線旁開 3 寸處。肚臍水平線與脊柱相
交椎體處，往上推 3 個椎體，其下緣水平
線與肩胛骨脊柱緣的垂直線交點處即是。

胃倉 BL50

主治：和胃健脾，消食導滯。主治胃痛、
小兒食積、腹脹、便祕、水腫。

定位：在下背部，第 12 胸椎棘突下，
後正中線旁開 3 寸處。肚臍水平線與脊
柱相交椎體處，往上推 2 個椎體，其下
緣水平線與肩胛骨脊柱緣的垂直線交點
處即是。

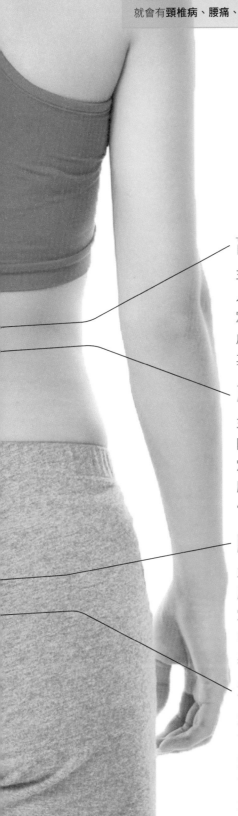

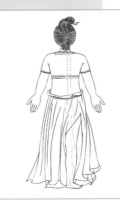

膀胱經是腎經的**源頭**，所
以在膀胱經上進行推拿、
按摩、針灸等疏通方法，
都能增強膀胱經**向下流動
的力量**，反過來就是推動
了腎經，**滋補了腎臟**。

肓門 BL51

主治：理氣和胃，清熱消腫。主治痞塊、心下痛、婦
人乳疾、上腹痛、便祕。

定位：在腰部，第 1 腰椎棘突下，後正中線旁開 3 寸
處。肚臍水平線與脊柱相交椎體處，往上推 1 個椎體，
其下緣水平線與肩胛骨脊柱緣的垂直線交點處即是。

志室 BL52

主治：益腎固精，清熱利濕，強壯腰膝。主治遺精、
陰痛水腫、小便不利、腰脊強痛。

定位：在腰部，第 2 腰椎棘突下，後正中線旁開 3 寸處。
肚臍水平線與脊柱相交椎體處，其下緣水平線與肩胛
骨脊柱緣的垂直線交點處即是。

胞肓 BL53

主治：補腎強腰，通利二便。主治小便不利、腰脊痛、
腹脹、腸鳴、便祕。

定位：橫平第 2 骶後孔，骶正中嵴旁開 3 寸。兩側髂
嵴連線與脊柱交點，往下推 3 個椎體，其下緣水平線
與肩胛骨脊柱緣的垂直線交點處即是。

秩邊 BL54

主治：舒筋活絡，強壯腰膝，調理下焦。主治腰骶痛、
下肢痿痺、痔瘡、小便不利。

定位：在骶區，橫平第 4 骶後孔，骶正中嵴旁開 3 寸。
兩側髂嵴連線與脊柱交點，往下推 5 個椎體，其下緣
水平線與肩胛骨脊柱緣的垂直線交點處即是。

合陽 BL55

主治：舒筋通絡，調經止帶，強健腰膝。主治腰脊痛、下肢痠痛、崩漏、子宮出血、帶下。

定位：在小腿後部，膕橫紋下 2 寸，腓腸肌內、外側頭之間。膝蓋後面凹陷中央的膕橫紋中點直下量 3 橫指處即是。

承筋 BL56

主治：舒筋活絡，強健腰膝，清洩腸熱。主治腰痛、小腿痛、急性腰扭傷、腿抽筋、痔瘡。

定位：小腿後側，膕橫紋下 5 寸，腓腸肌兩肌腹之間。俯臥，小腿用力，後面肌肉明顯隆起，中央處按壓有酸脹感處即是。

承山 BL57

主治：理氣止痛，舒筋活絡，消痔。主治痔瘡、便祕、腰背疼、腿抽筋、下肢癱瘓。

定位：在小腿後側，腓腸肌兩肌腹與肌腱交角處。俯臥，膝蓋後面凹陷中央的膕橫紋中點與外踝尖連線的中點處即是。

飛揚 BL58

主治：清熱安神，舒筋活絡。主治腰腿痛、小腿痠痛、頭痛、腳氣。

定位：在小腿後側，崑崙直上 7 寸，腓腸肌外下緣與跟腱移行處。先找到承山，其下 1 橫指再旁開 1 橫指處即是。

跗陽 BL59

主治：舒筋活絡，退熱散風。主治腰、骶、髖、股後外側疼痛。

定位：在小腿後外側，崑崙直上 3 寸，腓骨與跟腱之間。平足外踝向上量 4 橫指，按壓有酸脹感處即是。

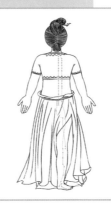

膀胱經就像城市的**清潔工**，看起來不怎麼起眼，一旦沒有了它，或者它不好好幹活了，我們身體這個城市就**無法井然有序**。

頸椎疼痛，落枕

如果您有頸椎疼痛、落枕的不適症狀，每天按揉崑崙 3~5 分鐘，再喝一些薏仁粥，3~5 天症狀即可緩解。

崑崙 BL60

主治：安神清熱，舒筋活絡。主治頭痛、腰骶疼痛、外踝部紅腫、足部生瘡。

定位：在踝部，外踝尖與跟腱之間凹陷中。外踝尖與跟腱之間凹陷處即是。

僕參 BL61

主治：舒筋活絡，強壯腰膝，散熱化氣。主治牙槽膿腫、下肢痿弱、足跟痛、精神病。

定位：崑崙直下，跟骨外側，赤白肉際處。崑崙垂直向下量 1 橫指處即是。

按摩崑崙治扭腳

女性喜歡穿高跟鞋，要是一不小心扭了腳，就趕快用手指指腹重力按揉崑崙 1~3 分鐘，疼痛就會大為減輕。

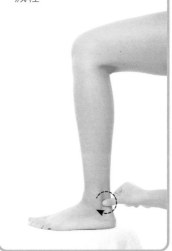

頭髮早白，長痘痘

如果您頭髮早白，額頭長痘痘，每天用力掐揉足通谷 30~50 次，堅持 1 個月，便能看到令人驚喜的效果。

金門 BL63

主治：通經活絡，安神開竅。主治腰痛、足部扭傷、暈厥、牙痛、偏頭痛。

定位：第 5 蹠骨粗隆後方，骰骨外側凹陷中。正坐垂足著地，腳趾上翹可見一骨頭凸起，外側凹陷處即是。

申脈 BL62

主治：鎮驚安神，止癇寧心。主治失眠，癲狂，癇症，腦中風，偏、正頭痛，眩暈。

定位：在踝部，外踝下緣與跟骨之間凹陷中。正坐垂足著地，外踝垂直向下可觸及一凹陷，按壓有酸脹感處即是。

按揉金門治暈厥

有時候如果感覺自己頭暈站不穩，快要摔倒，可以先坐下來，然後用拇指指腹按揉金門 3~5分鐘，症狀會很快改善。

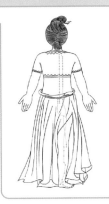

膀胱經當令時，膀胱負責貯藏水液和津液。水液排出體外，津液循環在體內，此時適時**飲水**可以給肌膚及時補水。

京骨 BL64

主治：清熱止痙，明目舒筋。主治頭痛、眩暈、膝痛、鼻塞、小兒驚風。

定位：在足背外側，第 5 蹠骨粗隆前下方，赤白肉際處。沿小趾長骨往後推，可摸到一凸起，下方皮膚顏色深淺交界處即是。

胎位不正

至陰為矯正胎位第一經驗效穴。操作時，用艾條 2 支，點燃後對準兩足至陰，距離以能耐受的熱力為度，灸至皮膚潮紅，時間 15~30 分鐘。同時囑咐患者放鬆腰帶，暴露小腹部，為胎兒轉動創造條件。

足通谷 BL66

主治：清熱安神，清頭明目。主治頭痛、頭重、目眩、鼻塞、頸項痛。

定位：在足趾，第 5 蹠趾關節的遠端，赤白肉際處。沿小趾向上摸，摸到小趾與足掌相連接的關節，關節前方皮膚顏色交界處即是。

至陰 BL67

主治：理氣活血，清頭明目。主治頭痛、鼻塞、遺精、胎位不正、難產。

定位：在足趾，小趾末節外側，趾甲根角側後方 0.1 寸（指寸）。足小趾外側，趾甲外側緣與下緣各作一垂線，其交點處即是。

束骨 BL65

主治：通經活絡，清頭明目。主治頭痛、目赤、耳聾、痔瘡、下肢後側痛。

定位：在足背外側，第 5 蹠趾關節的近端，赤白肉際處。沿小趾向上摸，摸到小趾與足部相連接的關節，關節後方皮膚顏色交界處即是。

第九章
足少陰腎經

足少陰腎經在足小趾與足太陽膀胱經銜接，聯繫的臟腑器官有喉嚨、舌，屬腎，絡膀胱，貫肝，入肺，絡心，在胸中與手厥陰心包經相接。絡脈從本經分出，走向足太陽膀胱經，通過腰脊部，上走心於包下。

湧泉KI1：人體生命之源

然谷KI2：滋陰補腎助睡眠

太溪KI3：補腎氣，除百病

大鐘KI4：強腰壯骨療效好

水泉KI5：艾灸治痛經

照海KI6：月經不調的救星

復溜KI7：滋補腎陰數它強

交信KI8：調經養血止崩漏

築賓KI9：排毒好幫手

陰谷KI10：遺尿、遺精選陰谷

橫骨KI11：擺脫難言的痛苦

大赫KI12：生殖健康的福星

氣穴KI13：利尿通便療效好

四滿KI14：腹痛腹冷不怕了

中注KI15：常按摩，促消化

肓俞KI16：告別便祕的痛苦

商曲KI17：幫你解決腹痛的煩惱

石關KI18：脾胃虛寒按石關

陰都KI19：有效緩解胃痛

腹通谷KI20：胃痛嘔吐不用怕

幽門KI21：腹脹腹瀉雙調節

步廊KI22：乳房保健穴

神封KI23：迅速緩解氣喘

靈墟KI24：風寒咳嗽找靈墟

神藏KI25：艾灸治咳喘

彧中KI26：定咳順氣好幫手

俞府KI27：勝過止咳良藥

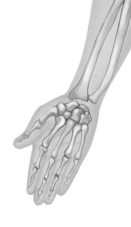

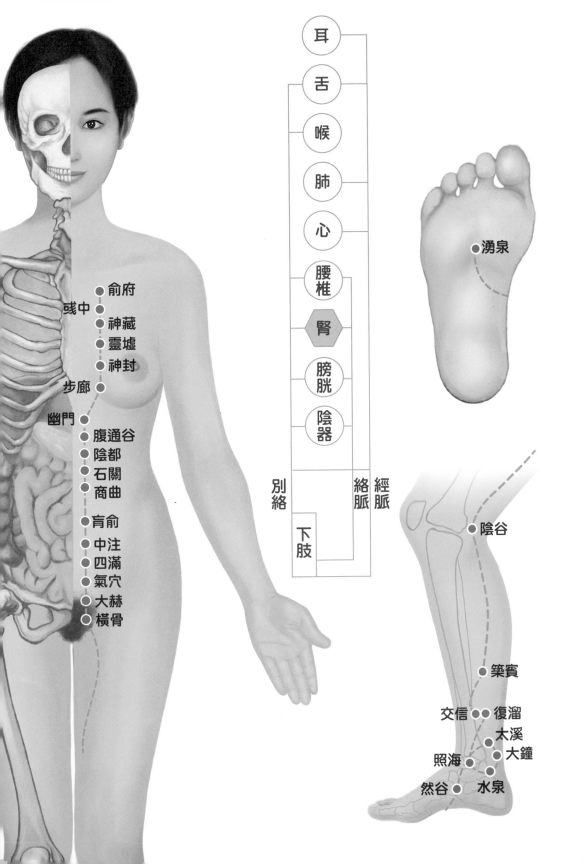

耳

舌

喉

肺

心

腰椎

腎

膀胱

陰器

別絡　　絡脈　經脈

下肢

俞府
彧中
神藏
靈墟
神封
步廊
幽門
腹通谷
陰都
石關
商曲
肓俞
中注
四滿
氣穴
大赫
橫骨

湧泉

陰谷

築賓

交信　復溜

太溪

大鐘

照海　水泉

然谷

腎虛

中醫認為，腎經發源於湧泉，通過太溪向外傳輸，太溪為腎之元氣停留和經過的地方，因此地位顯得尤為重要。太溪擅長治療腎虛所引發的病症，有固腎強腰膝的作用。將拇指放在太溪，食指放在崑崙，同時刺激這 2 個穴位，能獲得較好的固腎效果。

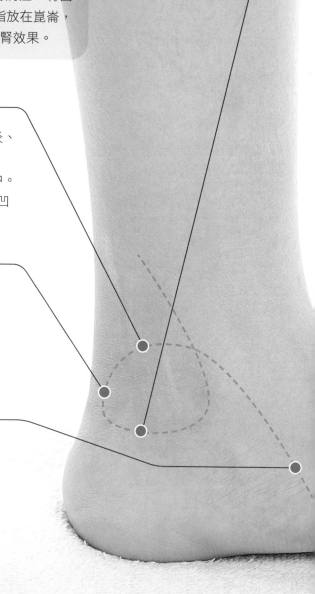

太溪 KI3

主治：滋陰益腎，壯陽強腰。主治扁桃腺炎、慢性咽炎、閉經、失眠、冠狀動脈疾病。
定位：在踝區，內踝尖與跟腱之間的凹陷中。坐位垂足，由足內踝向後推至與跟腱之間凹陷處即是。

大鐘 KI4

主治：益腎平喘，調理二便。主治咽喉腫痛、腰脊強痛、嘔吐、哮喘、便祕。
定位：在足跟部，內踝後下方，跟骨上緣，跟腱附著部前緣凹陷中。先找到太溪，向下量半橫指，再向後平推至凹陷處即是。

然谷 KI2

主治：清熱利濕，益氣固腎。主治咽喉疼痛、月經不調、胸脅脹滿。
定位：在足內側，足舟骨粗隆下方，赤白肉際處。坐位垂足，內踝前下方明顯的骨性標誌─舟骨前下方凹陷處即是。

― 水泉 KI5

主治：清熱益腎，疏經活絡。主治小便不利、足跟痛、痛經、閉經、腹痛。

定位：在足跟區，太溪直下 1 寸，跟骨結節內側凹陷中。先找到太溪，直下用拇指量 1 橫指，按壓有酸脹感處即是。

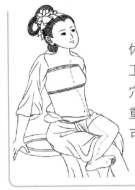

休息時用**手掌或按摩槌**等工具對腎經循行路線上的穴位進行拍打刺激，對於重點穴位（如**湧泉、太溪**）可進行按摩或艾灸。

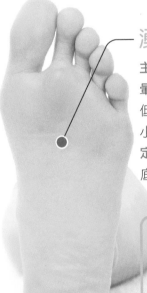

湧泉 KI1

主治：蘇厥開竅，滋陰益腎，平肝熄風。主治休克、中暑、暈厥、癇病、喉痺、鼻出血、心煩、腰痛、高血壓、低血壓、尿瀦留、頭暈、氣管炎、扁桃腺炎、小兒腹瀉、小兒厭食、神經衰弱。

定位：在足底，屈足蜷趾時足心最凹陷處。蜷足，足底前 1/3 處可見有一凹陷處，按壓有痠痛感處即是。

刺激湧泉舒筋活絡

將乒乓球置於腳掌下，使其來回滾動，直到腳掌發熱為止，這樣做能刺激足底的神經、血管等組織，從而能起到舒經活絡的作用。

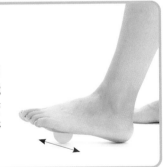

照海 KI6

主治：滋陰清熱，調經止痛。
主治咽喉腫痛、氣喘、便祕、
月經不調、失眠。

定位：在內踝尖下 1 寸，內
踝下緣邊際凹陷中。坐位垂
足，由內踝尖垂直向下推，
至下緣凹陷處，按壓有痠痛
感處即是。

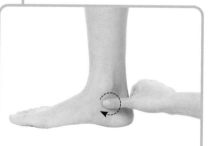

按揉照海治月經不調

照海有清熱利咽、溫經散寒、
養心安神的功效。每天睡覺
前用拇指指腹點揉照海3~5分
鐘，可以滋陰降火、補腎益
氣，對月經不調有良好療效。

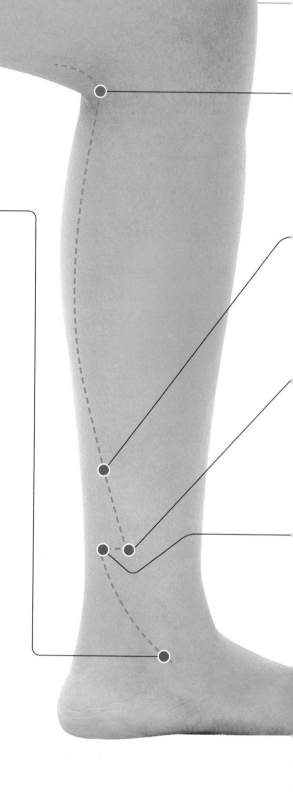

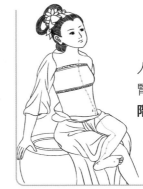

人體經過申時**洩火排毒**，腎在酉時進入**貯藏精華的階段**。

陰谷 KI10

主治：益腎調經，理氣止痛。主治小便難、婦人帶漏。

定位：在膝後區，膕橫紋上，半腱肌腱外側緣。微屈膝，在膕窩橫紋內側可觸及兩條筋，兩筋之間凹陷處即是。

築賓 KI9

主治：調理下焦，寧心安神。主治腳軟無力、腎炎、膀胱炎、腓腸肌痙攣。

定位：在小腿內側，太溪直上 5 寸，比目魚肌與跟腱之間。先找到太溪，直上量 7 橫指，按壓有酸脹感處即是。

交信 KI8

主治：益腎調經，調理二便。主治淋病、月經不調、子宮脫垂、便祕、痛經。

定位：在小腿內側，內踝尖上 2 寸，脛骨內側緣後際凹陷中。先找到太溪，直上量 3 橫指，再前推至脛骨後凹陷處即是。

復溜 KI7

主治：補腎益陰，清熱利水。主治水腫、腹脹、腰脊強痛、盜汗、自汗。

定位：在小腿內側，內踝尖上 2 寸，跟腱的前緣。先找到太溪，直上量 3 橫指，跟腱前緣處，按壓有酸脹感處即是。

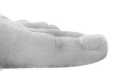

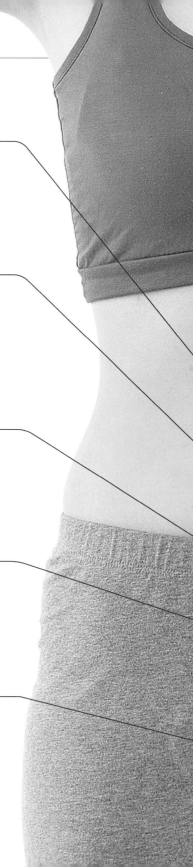

肓俞 KI16

主治：理氣止痛，潤腸通便。主治繞臍腹痛、
腹脹、嘔吐、腹瀉、痢疾、便祕。
定位：在腹中部，臍中旁開 0.5 寸。仰臥，
肚臍旁開半橫指處即是。

中注 KI15

主治：調經止帶，通調腑氣。主治腹脹、
嘔吐、腹瀉、痢疾、腰腹疼痛。
定位：在下腹部，臍中下 1 寸，前正中線
旁開 0.5 寸。仰臥，肚臍下 1 橫指，再旁
開半橫指處即是。

四滿 KI14

主治：理氣調經，利水消腫。主治痛經、不孕
症、遺精、水腫、小腹痛、便祕。
定位：臍中下 2 寸，前正中線旁開 0.5 寸。仰
臥，肚臍下 2 橫指，再旁開半橫指處即是。

氣穴 KI13

主治：調理衝任，益腎曖胞。主治月經不調、
痛經、帶下、遺精、陽痿。
定位：臍中下 3 寸，前正中線旁開 0.5 寸。
肚臍下 4 橫指（一夫法），再旁開半橫指處。

橫骨 KI11

主治：益腎助陽，調理下焦。主治腹痛、外
生殖器腫痛、閉經、骨盆腔炎。
定位：在下腹部，臍中下 5 寸，前正中線旁
開 0.5 寸。仰臥，恥骨聯合上緣中點，再旁
開半橫指處即是。

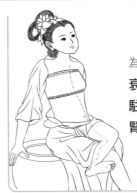

為什麼有些女性**未老先衰**，有些女性卻**青春常駐**？關鍵還是腎的問題。**腎好的**女性就**不老**。

艾灸大赫治痛經

在月經來潮前1周，用艾條溫和灸大赫，每天1次，每次15~30分鐘，可以緩解痛經。

註：艾灸應直接對準皮膚，此圖僅為示意。

大赫 KI12

主治：益腎助陽，調經止帶。主治月經不調、痛經、不孕、帶下。

定位：在下腹部，臍中下4寸，前正中線旁開0.5寸。仰臥，依上法找到橫骨，再向上量1橫指處即是。

閉經

用艾條溫和灸陰都、三陰交和血海，每個穴位
5~10 分鐘，堅持 1 個月，可以治療閉經。

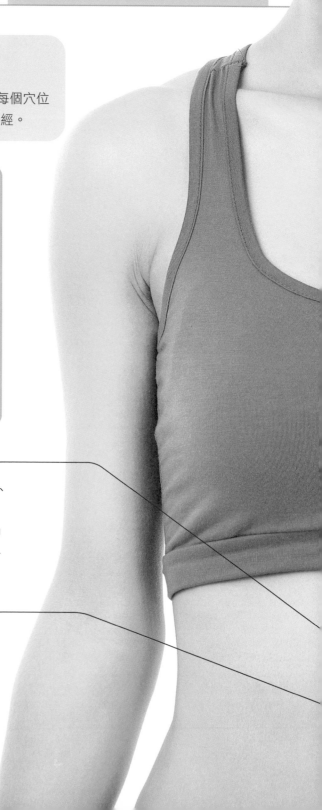

按揉石關治帶下病

帶下病幾乎每個女性都
經歷過，痛苦不堪還不
好治療，所以平時要
注意個人衛生。除此之
外，還可以經常
用拇指指腹按
揉 石 關 ，
每次 3~5 分
鐘，可以溫
經散寒。

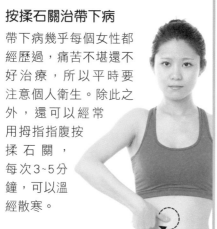

石關 KI18

主治：降逆止嘔、溫經散寒。主治閉經、
帶下、脾胃虛寒、腹痛。
定位：在上腹部，臍中上 3 寸，前正中
線旁開 0.5 寸。仰臥，肚臍上 4 橫指（一
夫法），再旁開半橫指處即是。

商曲 KI17

主治：健脾和胃，消積止痛。主治
繞臍腹痛、腹脹、嘔吐、腹瀉、痢疾、
便祕。
定位：在上腹部，臍中上 2 寸，前
正中線旁開 0.5 寸。仰臥，肚臍上
2 橫指，再旁開半橫指處即是。

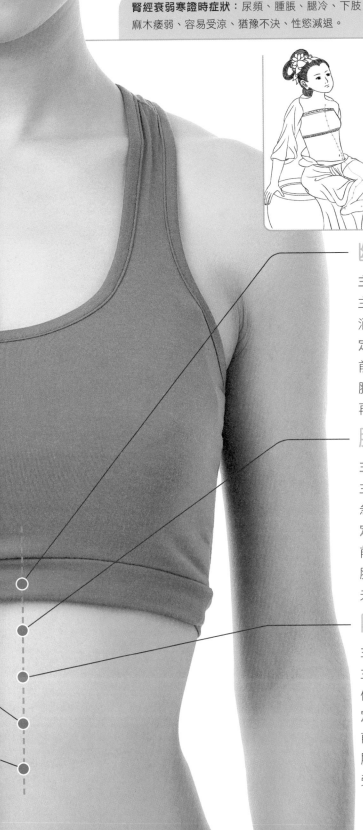

腎經不正常導致的臟腑症主要表現在主水失司而致**水腫、小便不利、遺精、陽痿、心悸、易驚、易恐、耳鳴、眼花。**

幽門 KI21

主治：健脾和胃，降逆止嘔。主治腹痛、嘔吐、胃痛、胃潰瘍、消化不良。

定位：在上腹部，臍中上6寸，前正中線旁開0.5寸。仰臥，胸劍聯合處，直下量2橫指，再旁開半橫指處即是。

腹通谷 KI20

主治：健脾和胃，寬胸安神。主治腹痛，腹脹，嘔吐，胸痛，急、慢性胃炎。

定位：在上腹部，臍中上5寸，前正中線旁開0.5寸。仰臥，胸劍聯合處，直下量4橫指（一夫法），再旁開半橫指處即是。

陰都 KI19

主治：調理胃腸，寬胸降逆。主治腹脹、腸鳴、腹痛、哮喘、便祕、婦人不孕。

定位：在上腹部，臍中上4寸，前正中線旁開0.5寸。仰臥，胸劍聯合與肚臍連線中點，再旁開半橫指處即是。

腎經出現不適，最好在**中午或下午**按摩與治療。

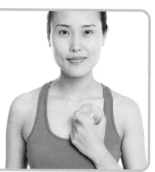

靈墟上拔罐治乳癖

在靈墟上拔罐3~5分鐘，每天堅持，可以減輕乳癖帶給女性的痛苦。

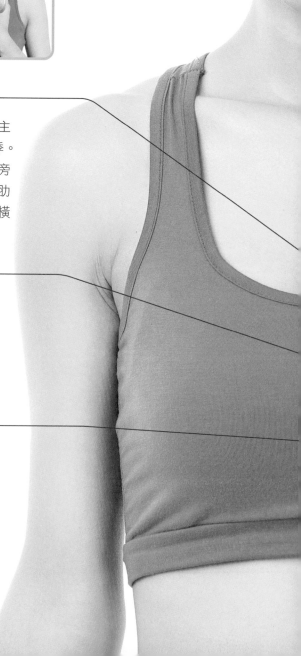

靈墟 KI24

主治：疏肝寬胸，肅降肺氣，壯陽益氣。主治咳嗽、哮喘、胸痛、乳癖、胸膜炎、心悸。

定位：在胸部，第3肋間隙，前正中線旁開2寸。仰臥，自乳頭垂直向上推1個肋間隙，該肋間隙中，由前正中線旁開2橫指處即是。

神封 KI23

主治：寬胸理肺，降逆止嘔。主治咳嗽、哮喘、嘔吐、胸痛、乳癖、胸膜炎。

定位：在胸部，第4肋間隙，前正中線旁開2寸。仰臥，平乳頭的肋間隙中，由前正中線旁開2橫指處即是。

步廊 KI22

主治：寬胸理氣，止咳平喘。主治咳嗽、哮喘、胸痛、乳癖、胸膜炎。

定位：在胸部，第5肋間隙，前正中線旁開2寸。仰臥，平乳頭的肋間隙的下一肋間隙，由前正中線旁開2橫指處即是。

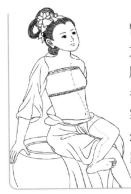

腎在季節裡對應**冬季**，在方向中對應北方。由於腎屬水，水有寒涼的特性，冬季的北方相對來說比較寒冷，這時，女性的**腎氣最為不暢**，也最容易罹患跟腎有關的疾病。

俞府 KI27

主治：止咳平喘，和胃降逆。主治咳嗽、哮喘、嘔吐、胸脅脹滿、不嗜食。

定位：在胸部，鎖骨下緣，前正中線旁開2寸。仰臥，鎖骨下可觸及一凹陷，在此凹陷中，前正中線旁開2橫指處即是。

彧中 KI26

主治：寬胸理氣，止咳化痰。主治咳嗽、胸脅脹滿、不嗜食、咽喉腫痛。

定位：在胸部，第1肋間隙，前正中線旁開2寸。仰臥，自鎖骨下緣垂直向下推1個肋骨，就是第1肋間隙，由前正中線旁開2橫指處即是。

神藏 KI25

主治：寬胸理氣，降逆平喘。主治咳嗽、哮喘、胸痛、支氣管炎、嘔吐。

定位：在胸部，第2肋間隙，前正中線旁開2寸。仰臥，自乳頭垂直向上推2個肋間隙，該肋間隙中，由前正中線旁開2橫指處即是。

第十章
手厥陰心包經

手厥陰心包經在胸中與足少陰腎經銜接，聯繫的臟腑器官屬心包，絡三焦，在無名指端與手少陽三焦經相接。中醫所說的心包，就是心外面的一層膜，它包裹並護衛著心臟，好像君主的內臣，心是君主，它是護衛君主的大將軍，任何邪氣都不能近身，心包就是代心受過的「受氣包」。

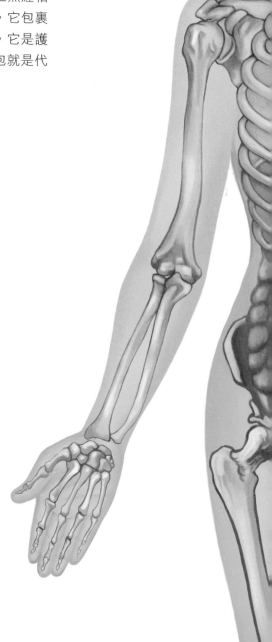

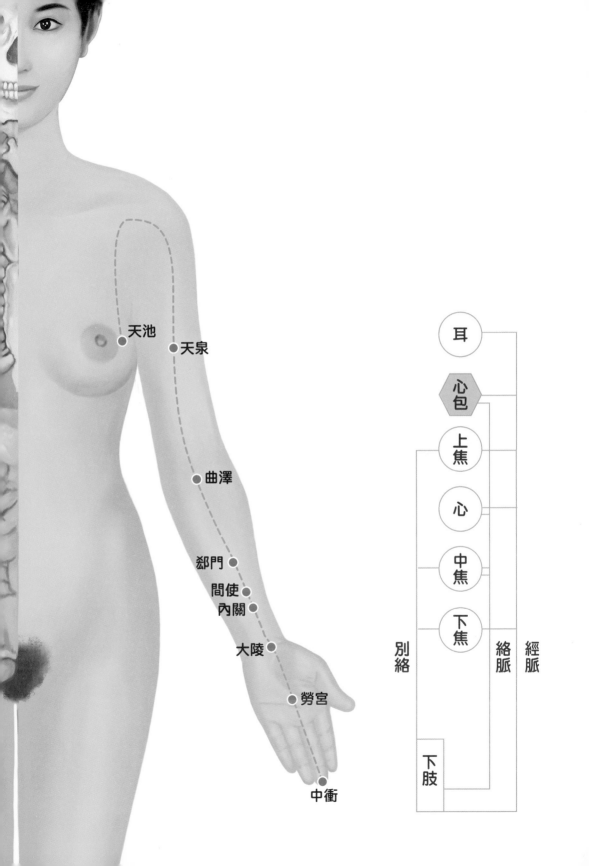

天池

天泉

曲澤

郄門

間使

內關

大陵

勞宮

中衝

耳

心包

上焦

心

中焦

下焦

下肢

別絡

絡脈

經脈

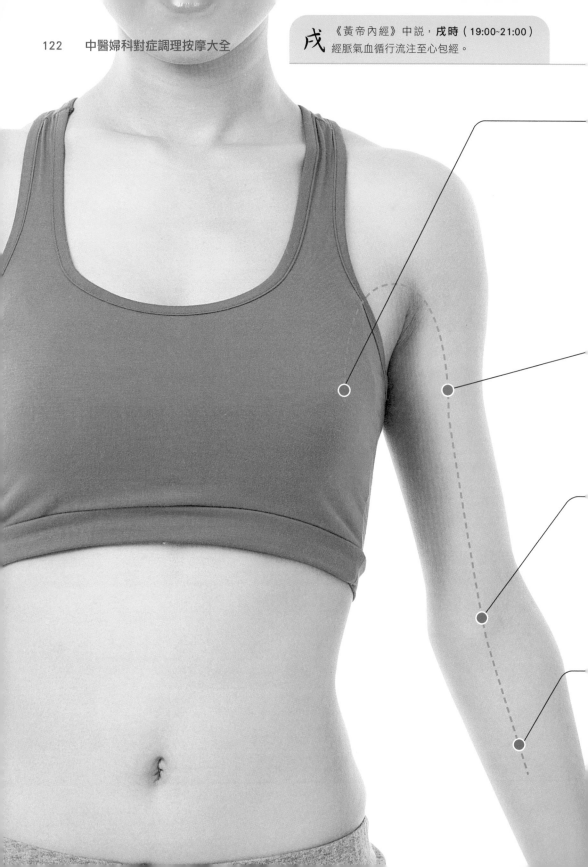

天池 PC1

主治：活血化瘀，寬胸理氣。主治咳嗽、胸痛、胸悶、乳汁分泌不足、乳腺炎。

定位：在胸部，第 4 肋間隙，前正中線旁開 5 寸。仰臥，自乳頭沿水平線向外側旁開 1 橫指，按壓有酸脹感處即是。

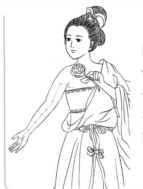

晚飯後適宜散散步，**散步**時輕輕**拍打心包經**穴位，至潮紅為宜，注意拍打力度，每次 **3~5 分鐘**即可。

天泉 PC2

主治：寬胸理氣，活血通脈。主治心痛、打嗝、上臂內側痛、胸背痛。

定位：在臂前區，腋前紋頭下 2 寸，肱二頭肌的長、短頭之間。伸肘仰掌，腋前紋頭直下 2 橫指，在肱二頭肌肌腹間隙中，按壓有酸脹感處即是。

摩擦天池治乳腺炎

乳腺炎是引起發熱的主要原因，哺乳期媽媽要每天用手掌摩擦天池10~15分鐘，1週就可以改善症狀。

曲澤 PC3

主治：清心鎮痛，和胃降逆。主治胃痛、嘔吐、腹瀉、風疹、心痛、心悸。

定位：在肘前區，肘橫紋上，肱二頭肌腱的尺側緣凹陷中。肘微彎，肘彎裡可摸到一條大筋，內側橫紋上可觸及凹陷處即是。

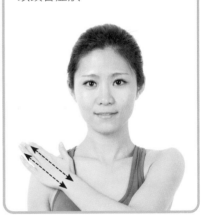

郄門 PC4

主治：寧心安神，清營止血。主治心胸部疼痛、心悸、嘔血、鼻塞。

定位：在前臂前區，腕掌側遠端橫紋上 5 寸，掌長肌腱與橈側腕屈肌腱之間。微屈腕握拳，曲池與大陵連線中點下 1 橫指處即是。

心搏過速和 心絞痛

心搏過速和心絞痛患者發病時可按摩郄門急救。患者自己可用右手拇指按壓左手郄門，以每分鐘 60 次的速度重複該動作，按摩 1 分鐘。

精神壓力過大

指壓勞宮，可以緩解精神壓力。勞宮位於握拳時中指指尖所對應處，若堅持每天按壓 10 分鐘，便可以起到疏通氣血、調節臟腑的作用，可降壓和胃，除煩寧心，放鬆全身。

間使 PC5

主治：寬胸和胃，清心安神，理氣鎮痛。主治打嗝、嘔吐、腦中風、月經不調、蕁麻疹。

定位：在前臂前區，腕掌側遠端橫紋上 3 寸，掌長肌腱與橈側腕屈肌腱之間。微屈腕握拳，從腕橫紋向上量 4 橫指（一夫法），兩條索狀筋之間處即是。

內關 PC6

主治：寧心安神，和胃降逆，理氣鎮痛。主治心痛、心悸、失眠、癲癇、胃痛、嘔吐、打嗝、哮喘、高血壓、低血壓、冠狀動脈疾病、汗多、神經性皮膚炎、小兒驚風。

定位：在前臂前區，腕掌側遠端橫紋上 2 寸，掌長肌腱與橈側腕屈肌腱之間。微屈腕握拳，從腕橫紋向上量 2 橫指，兩條索狀筋之間處即是內關。

大陵 PC7

主治：寧心安神，和營通絡，寬胸和胃。主身熱、頭痛、扁桃腺炎、咽炎、腎虛、失眠

定位：在腕前區，腕掌側遠端橫紋中，掌長腱與橈側腕屈肌腱之間。微屈腕握拳，從腕紋上，兩條索狀筋之間處即是。

勞宮 PC8

主治：清心洩熱，開竅醒神，消腫止癢。主治熱病、汗多、心煩、口腔潰瘍、腦中風昏迷、高血脂症。

定位：在掌區，橫平第 3 掌指關節近端，第 2、第 3 掌骨之間偏於第 3 掌骨。握拳屈指，中指尖所指掌心處，按壓有痠痛感處即是。

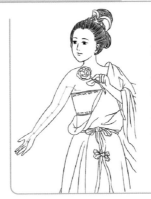

心臟不好的女性最好在**戌時循按心包經**。此時要給自己創造安然入眠的條件：保持心情舒暢，**看書、聽音樂或打太極**，放鬆心情，從而釋放壓力。

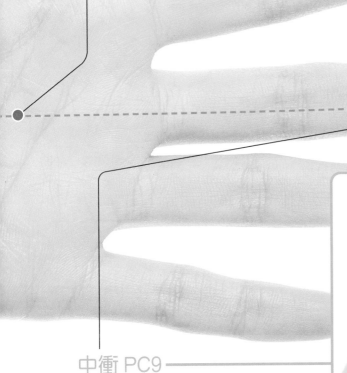

針刺中衝治高熱

中衝的主要功效為清熱開竅、寧心安神。臨床上若出現因高熱中暑或心腦血管意外引發的意識模糊、言語不清、神經功能紊亂，可急取中衝按壓、針刺，甚至放血。

中衝 PC9

主治：蘇厥開竅，清心洩熱。主治心痛、心悸、腦中風、中暑、目赤、舌痛。

定位：在手指，中指末端最高點。俯掌，在手中指尖端的中央取穴。

第十一章
手少陽三焦經

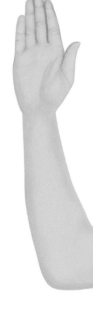

手少陽三焦經在無名指與手厥陰心包經銜接，聯繫的臟腑器官有耳、目，屬三焦，絡心包，在目外眥與足少陽膽經相接。三焦經直通頭面，所以此經的症狀多表現在頭部和面部，如頭痛、耳鳴、咽腫、面部腫痛等。這些疾病都可以通過三焦經上的大穴來調治。

關衝TE1：遠離更年期煩惱

液門TE2：清火散熱有奇效

中渚TE3：治療頸肩背痛常用穴

陽池TE4：驅走手腳的寒冷

外關TE5：緩解腰痛治療風濕

支溝TE6：排除體內毒素

會宗TE7：溫通經脈治耳鳴

三陽絡TE8：治療耳聾牙痛

四瀆TE9：治療咽喉腫痛有特效

天井TE10：淋巴結核不用怕

清泠淵TE11：著急上火就揉它

消濼TE12：有效治療各種痛證

臑會TE13：專治肩膀痛

肩髎TE14：緩解肩痛不舉

天髎TE15：治療頸項強痛

天牖TE16：緩解頸肩痠痛

翳風TE17：快速止嗝

瘈脈TE18：小兒驚風療效佳

顱息TE19：頭痛耳鳴揉顱息

角孫TE20：保護眼睛不受傷害

耳門TE21：護耳有絕招

耳和髎TE22：五官疾病不必苦惱

絲竹空TE23：頭痛頭暈都點它

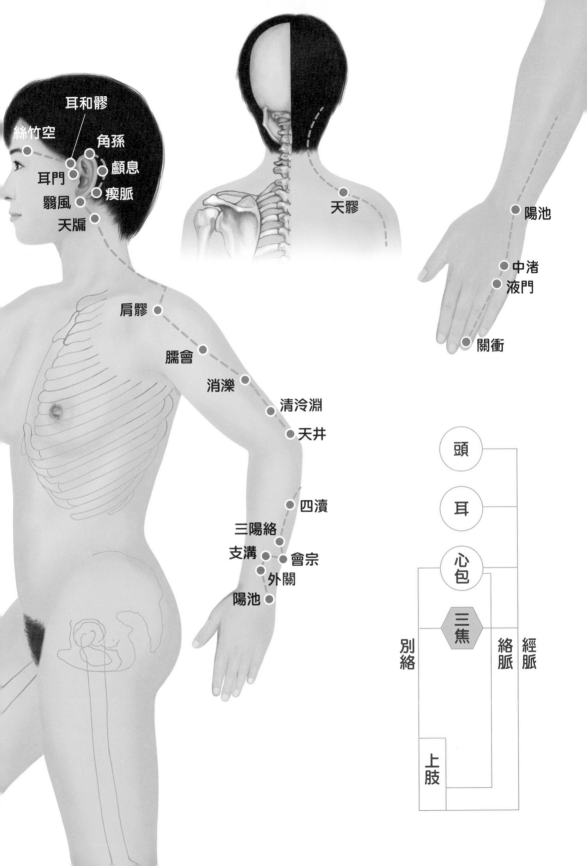

耳和髎
絲竹空
角孫
耳門
顱息
翳風
瘈脈
天牖

天髎

陽池
中渚
液門
關衝

肩髎
臑會
消濼
清泠淵
天井

四瀆
三陽絡
支溝
會宗
外關
陽池

頭

耳

心包

三焦

別絡
絡脈
經脈

上肢

落枕

落枕以冬、春季多見，晨起後感到項背部明顯痠痛，頸部活動受限。此時，可以先用熱毛巾熱敷頸部，再用拇指指腹按揉外關、列缺和後溪3個穴位，每個穴位1~3分鐘，症狀很快就會緩解。

液門 TE2

主治：清頭目，利三焦，通絡止痛。主治手背紅腫、五指拘攣、腕部無力、熱病。

定位：在手背，當第4、第5指間，指蹼緣後方赤白肉際處。抬臂俯掌，手背部第4、第5指指縫間掌指關節前可觸及一凹陷處即是。

中渚 TE3

主治：清熱通絡，開竅益聰。主治前臂疼痛、脂漏性皮膚炎、頭痛、目眩、耳聾。

定位：在手背，第4、第5掌骨間，第4掌指關節近端凹陷中。抬臂俯掌，手背部第4、第5指指縫間掌指關節後可觸及一凹陷處即是。

關衝 TE1

主治：洩熱開竅，清利喉舌，活血通絡。主治頭痛、咽喉腫痛、視物不明、肘痛。

定位：在手指，第4指末節尺側，指甲根角側上方0.1寸（指寸）。沿手無名指指甲底部與側緣引線的交點處即是。

刮拭中渚治目眩耳鳴

從手指近端向指尖刮拭 3~5 分鐘，每天 3~5 次，可用於治療目赤腫痛、耳鳴、喉痺熱病等。

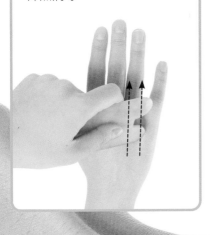

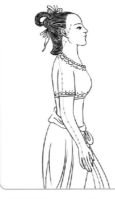

晚上臨睡前在手臂外側中間的三焦經上來回搓 100 下，能有效地緩解全身各個臟器的疲勞，使睡眠質量提高，**好的睡眠**也是女性補血的關鍵。

陽池 TE4

主治：清熱通絡，通調三焦，益陰增液。主治腕關節腫痛、手足怕冷、口乾、糖尿病。

定位：在腕後區，腕背側遠端橫紋上，指總伸肌腱的尺側緣凹陷中。抬臂垂腕，背面，由第 4 掌骨向上推至腕關節橫紋，可觸及凹陷處即是。

支溝 TE6

主治：清利三焦，通腑降逆。主治胸脅痛、腹脹、便祕、心絞痛、上肢癱瘓。

定位：在前臂外側，腕背側遠端橫紋上 3 寸，尺骨與橈骨間隙中點。抬臂俯掌，掌腕背橫紋中點直上 4 橫指（一夫法），前臂兩骨頭之間的凹陷處即是。

外關 TE5

主治：清熱解表，通經活絡。主治感冒、頭痛、三叉神經痛、頸椎病、落枕。

定位：在前臂外側，腕背側遠端橫紋上 2 寸，尺骨與橈骨間隙中點。抬臂俯掌，掌腕背橫紋中點直上 3 橫指，前臂兩骨頭之間的凹陷處即是。

三焦是六腑中**最大的**，為元氣、水谷、水液運行之所。

肩背部痠痛不舉

治療肩背痠痛不舉的穴位包括：清冷淵、肩髎、天髎、臑俞、養老、合谷。每天選擇 3~5 個穴位進行刺激，艾灸、拔罐、刮痧都可以，堅持 15 天症狀就會有明顯好轉。

會宗 TE7

主治：清利三焦，安神定志，疏通經絡。主治偏頭痛、耳聾、耳鳴、咳喘胸滿、臂痛。

定位：在前臂外側，腕背側遠端橫紋上 3 寸，尺骨的橈側緣。抬臂俯掌，掌腕背橫紋中點直上 4 橫指（一夫法），拇指側按壓有酸脹感處即是。

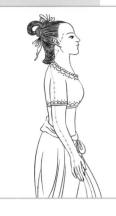

入睡前輕輕**拍打三焦經**循行路線，拍打 **3~5 分鐘**即可，注意拍打力度。若不想此時睡覺，可聽**音樂、看書、看電視、練瑜伽**，但最好不要超過亥時睡覺。

清泠淵 TE11

主治：疏散風寒，通經止痛。主治前臂及肩背部痠痛不舉、頭項痛、眼疾。

定位：在臂後側，肘尖與肩峰角連線上，肘尖上 2 寸。屈肘，肘尖直上 2 橫指凹陷處即是。

天井 TE10

主治：行氣散結，安神通絡。主治前臂痠痛、淋巴結核、落枕、偏頭痛。

定位：在肘後側，肘尖上 1 寸凹陷中。屈肘，肘尖直上 1 橫指凹陷處即是。

四瀆 TE9

主治：開竅聰耳，清利咽喉。主治咽喉腫痛、耳聾、耳鳴、頭痛、下牙痛、眼疾。

定位：在前臂外側，肘尖下 5 寸，尺骨與橈骨間隙中。先找到陽池，其與肘尖連線的中點上 1 橫指處即是。

三陽絡 TE8

主治：舒筋通絡，開竅鎮痛。主治前臂痠痛、耳聾、牙痛、腦血管疾病後遺症。

定位：在前臂外側，腕背側遠端橫紋上 4 寸，尺骨與橈骨間隙中點。先找到支溝，直上 1 橫指，前臂兩骨頭之間凹陷處即是。

按摩天井治淋巴結核

按摩天井對淋巴結核有特效，按摩時用一手輕握另一手肘下，彎曲拇指，以指尖垂直向上按摩肘尖處該穴位，有酸脹感，每天早晚各按1次，每次左右各按1~3分鐘。

三焦經亢進熱證時症狀：耳鳴、耳痛、頭劇痛、上肢痛、肩頸無力、失眠、易怒。

肩膀痠痛

女性本來身體就瘦弱，如果肩負重物外出易造成肩膀痠痛，此時手頭如有雨傘，可將傘柄朝後，拉伸肩膠 3~5 分鐘，疼痛很快就會緩解。

天髎 TE15

主治：祛風除濕，通經止痛。主治肩臂痛、頸項僵硬疼痛、胸中煩滿。

定位：在肩胛骨上角處，當肩井與曲垣之間的中點，橫平第 1 胸椎棘突。肩胛骨上角，其上方的凹陷處即是。

按揉天髎治頭疼

用拇指指腹在肩部的天髎上輕輕按摩 3~5 分鐘，頭疼或肩頸不適就會減輕很多。

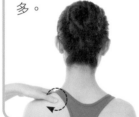

翳風 TE17

主治：聰耳通竅，散內洩熱。主治打嗝、中耳炎、三叉神經痛、牙痛、頰腫、失眠。

定位：在頸部，耳垂後方，乳突下端前方凹陷中。頭偏向一側，將耳垂下壓，所覆蓋範圍中的凹陷處即是。

天牖 TE16

主治：清頭明目，通經活絡。主治頭痛、頭暈、頸肩痠痛、目痛、耳鳴、喉痛。

定位：在項後，橫平下頜角，胸鎖乳突肌的後緣凹陷中。乳突後方直下平下頜角的凹陷處即是。

肩髎 TE14

主治：祛風濕，通經絡。主治肩胛腫痛、肩臂痛、腦中風偏癱、蕁麻疹。

定位：在肩部，肩峰角與肱骨大結節兩骨間凹陷中。外展上臂，肩膀後下方凹陷處即是。

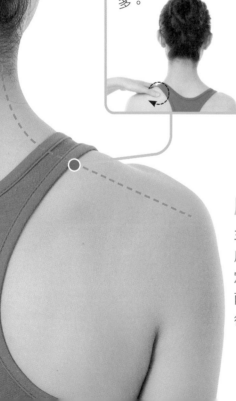

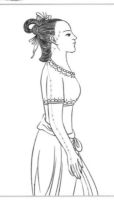

三焦經的不通暢會導致人**心情壓抑**。由於三焦經走上肩，所以肩部也會有痛感，同時還會造成**無名指的麻木**。

天髎

臑會 TE13

主治：化痰散結，通絡止痛。主治肩胛腫痛、肩臂瘦痛。

定位：在臂後側，平腋後紋頭，三角肌的後下緣。先取肩髎，其與肘尖連線上，肩髎下4橫指處即是。

消濼 TE12

主治：清熱安神，活絡止痛。主治頸項強急腫痛、臂痛、頭痛、牙痛。

定位：在臂後側，肘尖與肩峰角連線上，肘尖上5寸。先取肩髎，其與肘尖連線上，肘尖上7橫指處即是。

上焦病變易出現**心煩胸悶**、**心悸咳喘**。
中焦病變易出現**脾胃脹痛**、**食慾缺乏**。

視物模糊

每天堅持按摩或刮拭睛明、承泣、瞳子髎、絲竹空、
魚腰和攢竹這 6 個眼周穴位，不僅對眼睛乾澀、迎
風流淚、眼睛疲勞、視物模糊等都有很好的效果，
而且還能使眼周肌膚更加緊致而富有彈性。

絲竹空 TE23

主治：清頭明目，散骨鎮驚。主治頭痛、
頭暈、目赤腫痛、視神經萎縮。
定位：在面部，眉梢凹陷中。在面部，
眉毛外側緣眉梢凹陷處。

耳和髎 TE22

主治：祛風通絡，解痙止痛。主治牙關
拘急、口眼喎斜、頭重痛、耳鳴。
定位：在頭部，鬢髮後緣，耳廓根的前
方，顳淺動脈的後緣。在頭側部，鬢髮
後緣作垂直線，耳郭根部作水平線，二
者交點處即是。

按揉耳門治耳鳴

用拇指指腹按揉耳門
3~5分鐘，每天早、中、
晚各1次，1個月左右可以
改善耳鳴症狀。

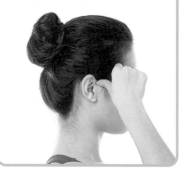

耳門 TE21

主治：開竅聰耳，洩熱活
絡。主治耳鳴、耳聾、耳
道流膿、中耳炎、牙痛。
定位：在耳前，耳屏上切
跡與下頜骨髁突之間的凹
陷中。耳屏上緣的前方，
輕張口有凹陷處即是。

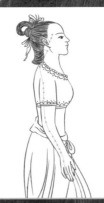

十二經脈循行了十二個時辰，三焦經為**最後一站**，過了此刻又是新一天的開始。可以說，三焦經通暢則**水火交融、陰陽調和、身體健康**。

角孫 TE20

主治：清熱消腫，散風止痛。主治目赤腫痛、牙痛、頭痛、頸項僵硬。
定位：在側頭部，耳尖正對髮際處。在頭部，將耳廓摺疊向前，找到耳尖，耳尖直上入髮際處即是。

顱息 TE19

主治：通竅聰耳，洩熱鎮驚。主治耳鳴、頭痛、耳聾、小兒驚風、嘔吐。
定位：在頭部，角孫至翳風沿耳輪弧形連線的上 1/3 與下 2/3 交點處。先找到翳風和角孫，二者之間作耳輪連線，連線的上 1/3 與下 2/3 交點處即是。

瘈脈 TE18

主治：熄風解痙，活絡通竅。主治頭痛、耳聾、耳鳴、小兒驚風、嘔吐。
定位：在頭部，乳突中央，角孫至翳風沿耳輪弧形連線的上 2/3 與下 1/3 交點處。沿翳風和角孫作耳輪連線，連線的上 2/3 與下 1/3 交點處即是。

第十二章
足少陽膽經

足少陽膽經在目外眥與手少陽三焦經銜接，聯繫的臟腑器官有目、耳，屬膽，絡肝，在足大趾趾甲後與足厥陰肝經相接。膽經貫穿全身上下，上至頭面部，中到肩胸肚腹，下至足部，身體所有的問題都能通過膽經一一解決，所以膽經是眾人喜愛的明星經脈。

瞳子髎GB1：治療目赤眼花特效穴

聽會GB2：有助改善耳鳴耳聾

上關GB3：常按預防視力減退

頷厭GB4：五官疾病不必苦惱

懸顱GB5：集中精力不走神

懸釐GB6：偏頭痛的終結者

曲鬢GB7：牙痛頰腫就揉它

率谷GB8：艾灸治頭痛

天衝GB9：牙齦腫痛找天衝

浮白GB10：專治頭髮白

頭竅陰GB11：耳鳴耳聾不擔憂

完骨GB12：常按可改善貧血

本神GB13：頭痛、目眩就按它

陽白GB14：淡化抬頭紋

頭臨泣GB15：頭痛鼻塞及時了

目窗GB16：擦亮你的眼睛

正營GB17：專治頭痛頭暈

承靈GB18：面部痙攣按按它

腦空GB19：後腦疼痛不要怕

風池GB20：疏風散寒治感冒

肩井GB21：治療落枕與肩痛

淵腋GB22：腋窩汗多不用愁

輒筋GB23：養肝護肝好幫手

日月GB24：主治膽疾

京門GB25：補腎大穴

帶脈GB26：調經止滯效果好

五樞GB27：婦科疾病患者的福音

維道GB28：消除四肢水腫

居髎GB29：針對腰腿疾病

環跳GB30：腰痛腿疼先按它

風市GB31：常按常揉遠離腦中風

中瀆GB32：常按消除膽囊結石

膝陽關GB33：治療膝蓋痛有特效

陽陵泉GB34：快速止抽筋

陽交GB35：急性疼痛找陽交

外丘GB36：止痛能手

光明GB37：除目赤，助視力

陽輔GB38：熬夜頭暈就按它

懸鐘GB39：降血壓效果好

丘墟GB40：清醒頭腦

足臨泣GB41：呵護女性乳房

地五會GB42：足趾麻木不適就找它

俠溪GB43：頭痛目眩按一按

足竅陰GB44：點刺可治頭痛牙痛

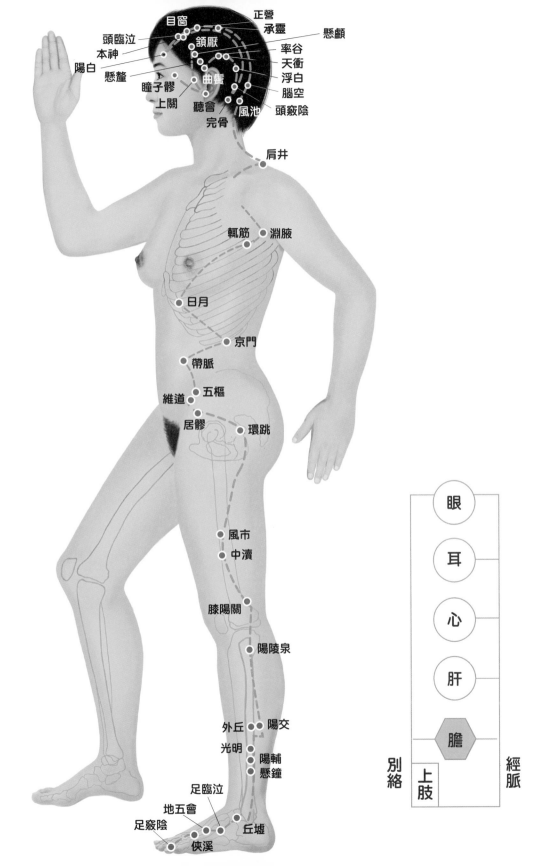

目窗　正營　承靈　懸顱
頭臨泣　頷厭　率谷
本神　　　　　天衝
陽白　　　　　浮白
懸釐　　　腦空
瞳子髎　曲鬢　頭竅陰
上關　聽會　風池
完骨

肩井

輒筋　淵腋

日月

京門
帶脈
維道　五樞
居髎　環跳

風市
中瀆

膝陽關

陽陵泉

外丘　陽交
光明
陽輔
懸鐘

足臨泣
地五會
足竅陰　　丘墟
俠溪

眼

耳

心

肝

膽

別絡　上肢　經脈

魚尾紋

魚尾紋增多，原因是膽經氣血不足，到不了瞳子髎，此處皮膚就容易衰老，其表現就是長魚尾紋。經常用刮痧板刮拭瞳子髎可以消除魚尾紋。

頷厭 GB4

主治：清熱散風，通絡止痛。主治頭痛、眩暈、偏頭痛、頸項痛、耳鳴、耳聾。

定位：在頭部，從頭維至曲鬢的弧形連線（其弧度與鬢髮弧度相應）的上 1/4 與下 3/4 的交點處。先找到頭維和曲鬢，兩穴連線的上 1/4 處即是。

上關 GB3

主治：聰耳鎮痙，散風活絡。主治頭痛、眩暈、偏風、口眼喎斜、耳鳴、耳聾。

定位：在面部，顴弓上緣中央凹陷中。正坐，耳屏往前量 2 橫指，耳前顴骨弓上側凹陷處即是。

按揉瞳子髎治目赤眼花

頭面部皮膚的粗糙、鬆弛、皺紋以及視力下降，通常都是衰老的最早信號。所以女性若要改善目赤眼花的症狀、抗衰防老、養顏美容，可以經常用拇指指腹按揉瞳子髎。

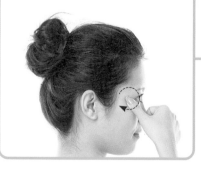

瞳子髎 GB1

主治：平肝熄風，明目退翳。主治目痛、角膜炎、青光眼、視神經萎縮等。

定位：在面部，目外眥外側 0.5 寸凹陷中。正坐，目外眥旁，眼眶外側緣處即是。

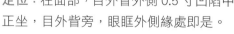

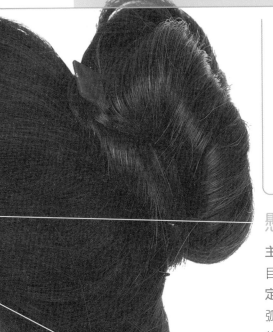

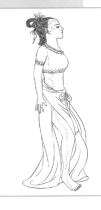

若選擇子時入睡，可在睡前**拍打膽經**，頭部可用手指刮拭，但要注意**拍打力度**，以舒適為宜，拍打過重不利於入睡，**每次 3 分鐘**即可。

懸顱 GB5

主治：通絡消腫，清熱散風。主治偏頭痛、目外眥紅腫、牙痛、神經衰弱。
定位：在頭部，頭維至曲鬢的弧形連線（其弧度與鬢髮弧度相應）的中點處。先找到頭維和曲鬢，兩穴連線的中點處即是。

懸釐 GB6

主治：通絡止痛，清熱散風。主治熱病汗不出、頭痛、眩暈、三叉神經痛。
定位：在頭部，從頭維至曲鬢的弧形連線（其弧度與鬢髮弧度相應）的上 3/4 與下 1/4 的交點處。先找到頭維和曲鬢，兩穴連線的下 1/4 處即是。

曲鬢 GB7

主治：清熱止痛，活絡通竅。主治頭痛、眩暈、口眼喎斜、牙痛、頰腫。
定位：鬢角髮際後緣與耳尖水平線的交點處。在耳前鬢角髮際後緣作垂直線，與耳尖水平線相交處即是。

聽會 GB2

主治：開竅聰耳，通經活絡。主治頭痛、下頜關節炎、口眼喎斜、耳鳴、耳聾。
定位：在面部，耳屏間切跡與下頜骨髁突之間的凹陷中。正坐，耳屏下緣前方，張口有凹陷處即是。

失眠頭痛

經常失眠頭痛的女性，率谷多有痛點和結節，刮拭率谷、頭維和風池有止頭痛及放鬆頭部的功效。

本神 GB13

主治：祛風定驚，安神止痛。主治頭痛、眩暈、頸項強直、腦中風、小兒驚風。

定位：前髮際上 0.5 寸，頭正中線旁開 3 寸。正坐，從外眼角直上入髮際半橫指，按壓有痠痛感處即是。

陽白 GB14

主治：清頭明目，祛風洩熱。主治頭痛、頸項強直、角膜癢痛、近視、面癱。

定位：在頭部，眉上 1 寸，瞳孔直上。正坐，眼向前平視，自眉中直上 1 橫指處即是。

按壓陽白促進眉毛的生長

陽白是面部美容保健中一個非常重要的穴位。眉毛稀疏、脫落者，按壓陽白，能刺激毛囊根部的營養和血液循環，促進眉毛的生長。

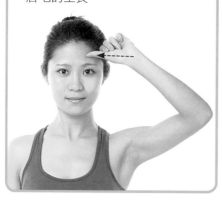

率谷 GB8

主治：平肝熄風，疏經活絡。主治頭痛、眩暈、小兒驚風、胃寒、嘔吐。

定位：在頭部，耳尖直上入髮際 1.5 寸。角孫直上 2 橫指處即是。

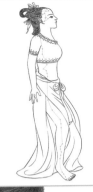

常於子時內不能入睡的女性，則**面色青白、眼眶昏黑。**同時因膽汁排毒代謝不良更容易生成**結晶、結石。**

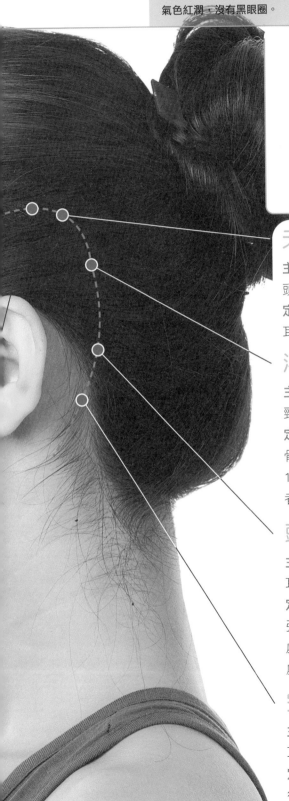

天衝 GB9

主治：祛風定驚，清熱消腫，益氣補陽。主治頭痛、眩暈、癲癇、嘔吐、牙齦腫痛。

定位：在頭部，耳根後緣直上，入髮際 2 寸。耳根後緣，直上入髮際 3 橫指處即是。

浮白 GB10

主治：理氣散結，散風止痛。主治頭痛、髮白、頸項強痛、胸痛、打嗝、耳聾。

定位：在頭部，耳後乳突的後上方，天衝與完骨弧形連線（其弧度與鬢髮弧度相應）的上 1/3 與下 2/3 交點處。先找到天衝和完骨，二者弧形連線上 1/3 處即是。

頭竅陰 GB11

主治：平肝鎮痛，開竅聰耳。主治頭痛、眩暈、耳鳴、耳聾、牙痛、口苦。

定位：在頭部，當天衝與完骨的弧形連線（其弧度與耳郭弧度相應）的上 2/3 與下 1/3 交點處。先找到天衝和完骨，二者弧形連線下 1/3 處即是。

完骨 GB12

主治：通絡寧神，祛風清熱。主治頭痛、眩暈、耳鳴、耳聾、失眠、失語症。

定位：在頭部，耳後乳突的後下方凹陷中。耳後明顯凸起，其下方凹陷處即是。

眩暈

眩暈的時候眼目昏花，眼前發黑或星光閃爍，此時只要動手按摩頭部的風池和風府，以及腿部的風市就可以很快緩解症狀。

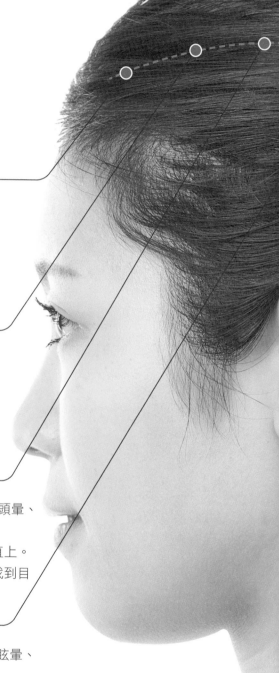

頭臨泣 GB15

主治：聰耳明目，安神定志。主治頭痛、目眩、目赤腫痛、耳鳴、耳聾。

定位：在頭部，前髮際上 0.5 寸，瞳孔直上。正坐，眼向前平視，自眉中直上半橫指處即是。

目窗 GB16

主治：明目開竅，祛風定驚。主治頭痛、頭暈、小兒驚風、白內障、近視。

定位：在頭部，前髮際上 1.5 寸，瞳孔直上。正坐，眼向前平視，自眉中直上，前髮際直上 2 橫指處即是。

正營 GB17

主治：平肝明目，疏風止痛。主治頭痛、頭暈、目痛、眩暈、嘔吐、惶恐不安。

定位：在頭部，前髮際上 2.5 寸，瞳孔直上。取前髮際到百會的中點作一水平線，再找到目窗作一垂直線，兩線交點處即是。

承靈 GB18

主治：通利官竅，散風清熱。主治頭痛、眩暈、目痛、風寒、鼻塞、鼻出血。

定位：在頭部，前髮際上 4 寸，瞳孔直上。先找到百會，向前 1 橫指作一水平線，再找到目窗作一垂直線，兩線交點處即是。

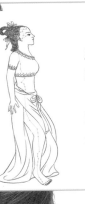

膽經發生病變時，主要表現為**口苦口乾**、**偏頭痛**、白髮、脫髮、怕冷怕熱、腋下腫痛、膝或踝關節痛、**坐骨神經痛**等。

腦空 GB19

主治：散風清熱，醒腦寧神。主治頭痛、耳聾、癲癇、眩暈、身熱、頸強、驚悸。

定位：橫平枕外隆凸的上緣，風池直上。在後腦勺摸到隆起的最高骨，上緣外約 3 橫指凹陷處即是。

風池 GB20

主治：平肝熄風，袪風散毒。主治外感發熱、頭痛、眩暈、蕁麻疹、黃褐斑、小兒脊柱側彎、高血壓。

定位：在項後，枕骨之下，胸鎖乳突肌上端與斜方肌上端之間的凹陷中。正坐，後頭骨下兩條大筋外緣陷窩中，與耳垂齊平處即是。

按摩風池防感冒

經常按摩風池可有效預防感冒。按摩時以雙手拇指指腹同時揉按，重按時鼻腔有酸脹感。每次按壓不少於30下。風寒感冒時可以用溫熱的毛巾熱敷風池5~10分鐘。

全身痠痛

因為運動過度或長期疲勞透支體力往往會引起疲勞乏力、全身痠痛，這時馬上按揉肩井、期門和大包，可以迅速疏通經絡，緩解疲勞，讓身體恢復活力。

肩井 GB21

主治：祛風清熱，活絡消腫。主治肩臂疼痛、落枕、頸椎病、五十肩、抑鬱症、乳房脹痛、小兒脊柱側彎、更年期症候群。

定位：在肩胛區，第 7 頸椎棘突與肩峰最外側點連線的中點。先找到大椎，再找到鎖骨肩峰端，二者連線中點處即是。

輒筋 GB23

主治：降逆平喘，理氣止痛。主治咳嗽、氣喘、嘔吐、肋間神經痛。

定位：在胸外側，第 4 肋間隙中，腋中線前 1 寸。正坐舉臂，從淵腋向前下量 1 橫指處即是。

淵腋 GB22

主治：理氣寬胸，消腫止痛。主治胸滿、脅痛、腋下汗多、腋下腫、臂痛不舉。

定位：在胸外側，第 4 肋間隙中，在腋中線上。正坐舉臂，從腋橫紋水平沿腋中線直下 4 橫指處即是。

京門 GB25

主治：補腎通淋，健脾溫陽。主治脅肋痛、腹脹、腹瀉、腰痛、尿黃、腎炎。

定位：在上腹部，第 12 肋骨游離端下際。章門後 2 橫指處即是。

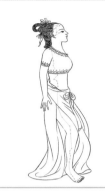

如果膽經不通，您會發現您的**抬頭紋和魚尾紋**增多，**兩鬢的秀髮大量脫落或變白**，腰部、臀部、大腿部**脂肪堆積**。

日月 GB24

主治：利膽疏肝，降逆和胃。主治肋間神經痛、肝炎、抑鬱症、口苦、膽囊炎。

定位：在胸部，第 7 肋間隙，前正中線旁開 4 寸。正坐或仰臥，自乳頭垂直向下推 3 個肋間隙，按壓有酸脹感處即是。

**按壓日月
治慢性膽囊炎**

常按日月對慢性膽囊炎臨床症狀改善有良好效果。指壓日月時，緩緩吐氣連壓6秒鐘，如此重複30次。

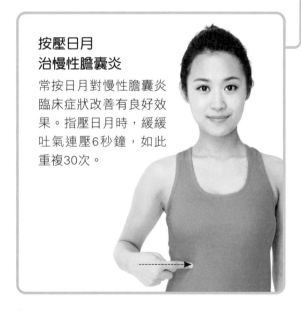

帶脈 GB26

主治：健脾利濕，調經止帶。主治月經不調、赤白帶下、閉經、痛經、不孕。

定位：在側腹部，第 11 肋骨游離端垂線與臍水平線的交點上。腋中線與肚臍水平線相交處即是。

膽經上的腧穴主治骨所發生的疾病，尤其是**對頭、腰、膝、關節疼痛**有特殊療效。

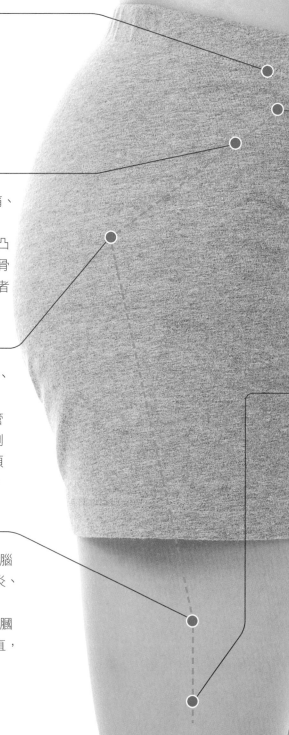

五樞 GB27

主治：調經止帶，調理下焦。主治月經不調、子宮內膜炎、痛經。

定位：在下腹部，橫平臍下 3 寸，髂前上棘內側。從肚臍向下 4 橫指處作水平線，與髂前上棘相交處即是。

居髎 GB29

主治：舒筋活絡，益腎強腰。主治腰腿痺痛、月經不調、白帶過多。

定位：在臀區，髂前上棘與股骨大轉子最凸點連線的中點處。髂前上棘是側腹隆起的骨性標誌，股骨大轉子是髖部最隆起處，二者連線中點即是。

環跳 GB30

主治：袪風化濕，強健腰膝。主治腰胯疼痛、腰痛、下肢痿痺、坐骨神經痛。

定位：在臀區，股骨大轉子最凸點與骶管裂孔連線上的外 1/3 與內 2/3 交點處。側臥上腿彎曲，拇指橫紋按在股骨大轉子頭上，拇指指向脊柱，指尖所在凹陷處即是。

風市 GB31

主治：袪風化濕，通經活絡。主治眩暈、腦中風、半身不遂、下肢痿痺、神經性皮膚炎、皮膚瘙癢、脂漏性皮膚炎、蕁麻疹。

定位：在大腿外側中線上，當臀下橫紋與膕橫紋之間中點處。直立垂手，手掌併攏伸直，中指指尖處即是。

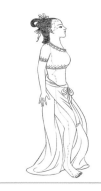

《黃帝內經》中說：「**凡十一臟皆取於膽。**」也就是說，其他十一臟功能的發揮，都取決於膽的少陽之氣，這也恰恰說明了**膽經的重要性**。

維道 GB28

主治：調理衝任，利水止痛。主治四肢水腫、骨盆腔炎、附件炎（輸卵管和卵巢的炎症）、子宮脫垂。
定位：在下腹部，髂前上棘內下 0.5 寸。先找到五樞，其前下半橫指處即是。

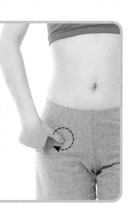

按揉維道調月經
以拇指指腹置於維道處，適度用力按摩，有酸、脹、麻等感覺，每次左右各按摩 1~3 分鐘，長期堅持可改善月經不調。

中瀆 GB32

主治：祛風散寒，疏通經絡。主治膽結石、下肢痿痹、半身不遂、坐骨神經痛。
定位：在股部，膕橫紋上 5 寸，髂脛束後緣。先找到風市，直下量 3 橫指處即是。

腰痛

環跳是治療腰腿疼痛的要穴，能夠通經活絡、祛風散寒。因為此穴的深層有坐骨神經，所以現代常用於治療坐骨神經痛以及腰椎間盤突出等腰骶髖關節病。用拇指指腹輕輕按揉背部的腰痛點和環跳，就能夠迅速緩解腰痛，並使疼痛難受的身體得以舒緩。

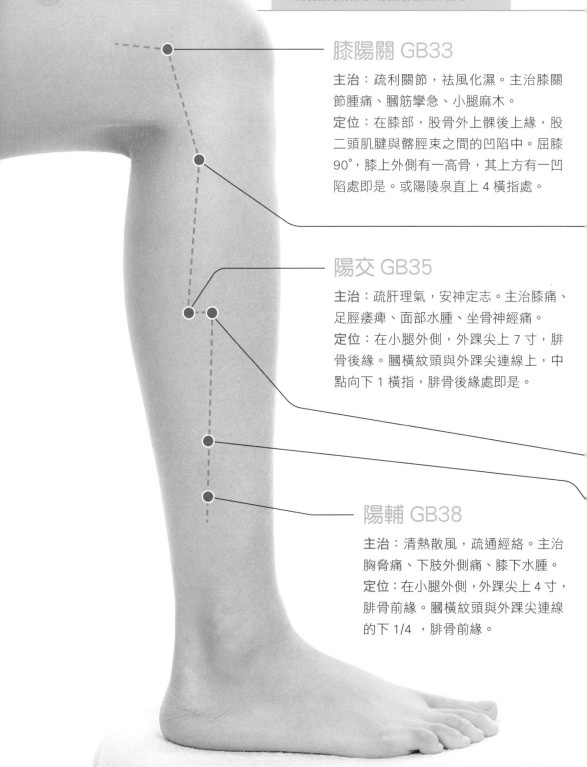

光明是膽經的絡穴，**肝膽相表裡**，所以通過**刺激光明**就可以使得肝膽氣血暢通。

膝陽關 GB33

主治：疏利關節，祛風化濕。主治膝關節腫痛、膕筋攣急、小腿麻木。

定位：在膝部，股骨外上髁後上緣，股二頭肌腱與髂脛束之間的凹陷中。屈膝90°，膝上外側有一高骨，其上方有一凹陷處即是。或陽陵泉直上4橫指處。

陽交 GB35

主治：疏肝理氣，安神定志。主治膝痛、足脛痿痹、面部水腫、坐骨神經痛。

定位：在小腿外側，外踝尖上7寸，腓骨後緣。膕橫紋頭與外踝尖連線上，中點向下1橫指，腓骨後緣處即是。

陽輔 GB38

主治：清熱散風，疏通經絡。主治胸脅痛、下肢外側痛、膝下水腫。

定位：在小腿外側，外踝尖上4寸，腓骨前緣。膕橫紋頭與外踝尖連線的下1/4，腓骨前緣。

小腿抽筋

很多女性都有過類似的經歷，睡著後常被小腿抽筋的疼痛感給驚醒了，這時可以拍打陽陵泉、承山和承筋這3個穴位，力度不要太大，勻速拍打直到疼痛緩解即可。

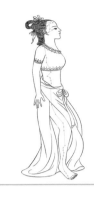

膽經的病也會造成**心臟不適**，比如說心脅痛，人躺在床上只要一轉身，心臟就有刺痛感。這是膽經的**生機不旺**，**氣化不利**所造成的心臟病。

陽陵泉 GB34

主治：利膽疏肝，強健腰膝。主治耳鳴、耳聾、口苦、坐骨神經痛、腿抽筋、甲狀腺腫大、脂漏性皮膚炎、白癜風、乳房脹痛、膽囊炎。

定位：在小腿外側，腓骨頭前下方凹陷中。屈膝 90°，膝關節外下方，腓骨小頭前下方凹陷處即是。

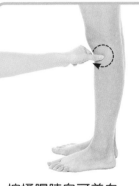

按揉陽陵泉可美白

有些女性天生皮膚發黃，沒有光澤。要想讓自己白起來，每天按揉陽陵泉20分鐘，配合敷一些美白面膜，堅持1個月，就能收到驚人的美白效果。

外丘 GB36

主治：疏肝理氣，通絡安神。主治癲疾嘔沫、腹痛、腳氣、小腿抽筋。

定位：在小腿外側，外踝尖上 7 寸，腓骨前緣。膕橫紋頭與外踝尖連線中點向下 1 橫指，腓骨前緣處即是。

光明 GB37

主治：疏肝明目，活絡消腫。主治目赤腫痛、視物不明、偏頭痛、精神病。

定位：在小腿外側，外踝尖上 5 寸，腓骨前緣。先找到外丘，沿腓骨前緣向下 3 橫指處即是。

月經發黑帶血塊

經常腰腿痠軟沒勁，月經發黑並夾雜著血塊，艾灸陽輔10~15分鐘，寒痛立止。堅持艾灸1個月，症狀即改善。

乳房脹痛

因為用腦過度而使乳房脹痛，並且噩夢連連，可以每天按揉足竅陰 3~5 分鐘，堅持 15 天，症狀就會改善。

懸鐘 GB39

主治：疏肝益腎，平肝熄風。主治頸項僵硬、半身不遂、頭暈、耳鳴、高血壓。

定位：在小腿外側，外踝尖上 3 寸，腓骨前緣。外踝尖直上 4 橫指處，腓骨前緣處即是。

丘墟 GB40

主治：健脾利濕，洩熱退黃，舒筋活絡。主治胸脅痛、髖關節疼痛、下肢痿痛。

定位：在踝部，外踝的前下方，趾長伸肌腱的外側凹陷中。腳掌用力背伸，足背可見明顯趾長伸肌腱，其外側、足外踝前下方凹陷處即是。

地五會 GB42

主治：疏肝消腫，通經活絡。主治頭痛、目眩、目赤腫痛、腋部腫痛、耳聾。

定位：第 4、第 5 蹠骨間，第 4 蹠趾關節近端凹陷中。小趾向上翹起，小趾長伸肌腱內側緣處即是。

足臨泣 GB41

主治：疏肝熄風，化痰消腫。主治頭痛、目赤腫痛、牙痛、乳癰、脅肋痛、白帶過多。

定位：在足背，第 4、第 5 蹠骨底結合部的前方，第 5 趾長伸肌腱外側凹陷中。坐位，小趾向上翹起，小趾長伸肌腱外側凹陷中，按壓有酸脹感處即是。

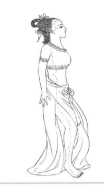

《素問·靈蘭祕典論》說：「**肝者，將軍之官，謀慮出焉。膽者，中正之官，決斷出焉。**」肝負責出主意，膽則是負責具體實施，是肝的執行官。

艾灸足臨泣治腰痛

若不僅月經不調，還伴有腰痛時，可以按揉或艾灸足臨泣10~15分鐘，5天即可見效。

肝膽火旺

很多女性朋友做事總是過於追求完美，導致自己肝膽火旺、臉頰腫痛、頭痛，每天用力按揉俠溪 3~5 分鐘，7 天就可降火，消除腫痛。

俠溪 GB43

主治：平肝熄風，消腫止痛。主治頭痛、耳鳴、貧血、肋間神經痛、高血壓。

定位：第 4、第 5 趾間，趾蹼緣後方赤白肉際處。坐位，在足背部第 4、第 5 趾之間連接處的縫紋頭處即是。

足竅陰 GB44

主治：疏肝解鬱，通經活絡。主治偏頭痛、目赤腫痛、耳鳴、耳聾、胸脅痛。

定位：第 4 趾末節外側，趾甲根角側後方 0.1 寸。坐位，第 4 趾趾甲外側緣與下緣各作一垂線，其交點處即是。

第十三章
足厥陰肝經

足厥陰肝經在足大趾趾甲後與足少陽膽經銜接，聯繫的臟腑器官有陰器、目繫、喉嚨之後、頏顙（咽上軟顎與鼻相通的部位）、唇內、胃、肺，屬肝，絡膽，在肺中與手太陰肺經相接。肝和人的情緒緊密相聯，肝經出現壓抑或者其他問題，人的情緒就會煩躁、低落，與之相聯的臟器功能就不能得到很好地發揮，進而影響全身健康。

大敦LR1：快速止血的能手
行間LR2：改善目赤與頭痛
太衝LR3：清肝火，消怒氣
中封LR4：保養精血之要穴
蠡溝LR5：治療瘙癢有奇效
中都LR6：急性疼痛揉中都
膝關LR7：膝關節疼痛就揉它
曲泉LR8：乳腺增生就找它
陰包LR9：生殖泌尿它統管
足五里LR10：通利小便見效快
陰廉LR11：給女人多一點呵護
急脈LR12：急性腹痛就按它
章門LR13：腹脹按之效如神
期門LR14：疏肝理氣化淤積

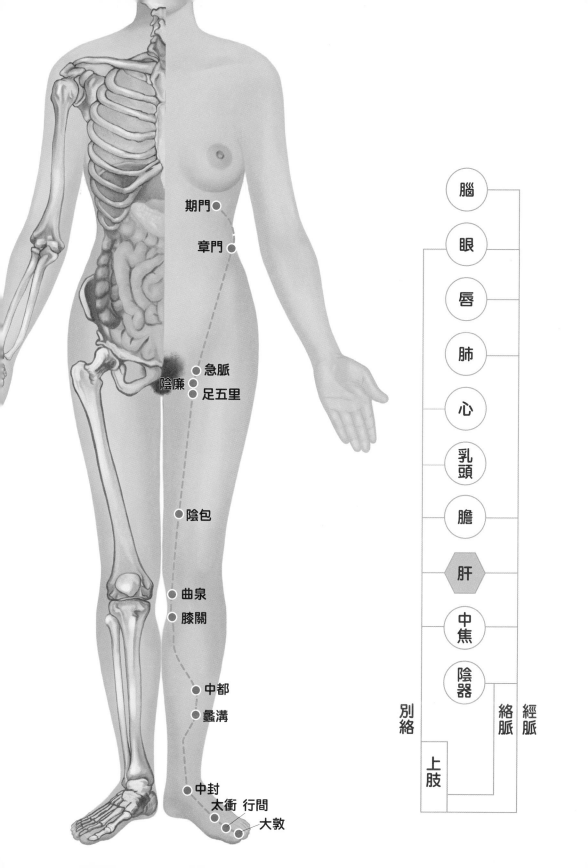

期門

章門

急脈

陰廉

足五里

陰包

曲泉

膝關

中都

蠡溝

中封

太衝 行間

大敦

腦

眼

唇

肺

心

乳頭

膽

肝

中焦

陰器

別絡

絡脈

經脈

上肢

中都 LR6

主治：疏肝理氣，調經止血。主治疝氣、痢疾、小腹痛、遺精、崩漏。

定位：在小腿內側，內踝尖上 7 寸，脛骨內側面的中央。坐位，內踝尖與陰陵泉連線之中點上半橫指處即是。

蠡溝 LR5

主治：疏肝理氣，調經止帶。主治疝氣、遺尿、陰痛陰癢、月經不調、崩漏。

定位：在小腿內側，內踝尖上 5 寸，脛骨內側面的中央。坐位，內踝尖垂直向上量 7 橫指，脛骨內側凹陷處即是。

中封 LR4

主治：清瀉肝膽，通利下焦，舒筋通絡。主治內踝腫痛、足冷、小腹痛、咽乾、肝炎。

定位：在內踝前，脛骨前肌腱的內側緣凹陷處。坐位，拇趾上翹，足背可見一大筋，其內側、足內踝前下方凹陷處即是。

太衝 LR3

主治：平肝洩熱，疏肝養血，清利下焦。失眠、頭痛、腰痛、全身脹痛、甲狀腺腫大、肝炎、閉經、膽囊炎、膽結石。

定位：在足背，當第 1、第 2 蹠骨間，蹠骨底結合部前方凹陷中。足背，沿第 1、第 2 趾間橫紋向足背上推，感覺到有一凹陷處即是。

大敦 LR1

主治：回陽救逆，調經通淋。主治閉經、崩漏、遺尿、月經過多、睪丸炎。

定位：在足趾，大趾末節外側，趾甲根角側後方 0.1 寸（指寸）。坐位，大趾趾甲外側緣與下緣各作一垂線，其交點處即是。

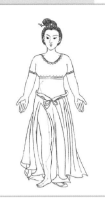

熬夜對肝經的傷害很大，丑時前未能入睡者，**面色青灰**，情志怠慢而躁，易生肝病，**臉色晦暗易長斑**。

膝關 LR7

主治：散風祛濕，疏通關節。主治膝髕腫痛、膝關節痛、下肢痿痺。

定位：在膝部，脛骨內側髁的下方，陰陵泉後 1 寸。先找到陰陵泉，向後量 1 橫指，可觸及一凹陷處即是。

性冷淡

面色發青，腰痛腳冷，性冷淡，每天輕輕按揉或艾灸中封、內關和太衝各5~10分鐘，堅持7天，就能收到令人驚喜的療效。

行間 LR2

主治：清肝洩熱，涼血安神，熄風活絡。主治目赤、頭痛、高血壓、陽痿、痛經、甲狀腺腫大。

定位：在足背，第 1、第 2 趾間，趾蹼緣後方赤白肉際處。坐位，在足背部第 1、第 2 兩趾之間連接處的縫紋頭處即是。

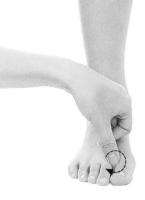

按揉行間治卵巢囊腫

若您來月經時腹部脹痛，有卵巢囊腫，每天用力按揉行間（滎火穴）20分鐘，堅持1個月，症狀即可有所改善。

期門 LR14

主治：疏肝健脾，理氣活血。主治乳房脹痛、肋間神經痛、肝炎、抑鬱症。

定位：在胸部，第 6 肋間隙，前正中線旁開 4 寸。正坐或仰臥，自乳頭垂直向下推 2 個肋間隙，按壓有酸脹感處即是。

急脈 LR12

主治：疏理肝膽，通調下焦。主治小腹痛、疝氣、陰莖痛、股內側部疼痛。

定位：在腹股溝區，橫平恥骨聯合上緣，前正中線旁開 2.5 寸處。腹股溝動脈搏動處即是。

陰廉 LR11

主治：調經止帶，通利下焦。主治月經不調、小腹疼痛、下肢痙攣。

定位：在股前側，氣衝直下 2 寸。先取氣衝，直下 3 橫指處即是。

足五里 LR10

主治：疏肝理氣，清利祛熱。主治腹脹、小便不通、陰囊濕癢、風癆。

定位：在股前側，氣衝直下 3 寸，動脈搏動處。先取氣衝，直下 4 橫指（一夫法）處即是。

陰包 LR9

主治：調經止痛，利尿通淋。主治月經不調、腰骶痛、小便難、遺尿。

定位：在股前區，髕底上 4 寸，股內肌與縫匠肌之間。大腿內側，膝蓋內側上端的骨性標誌，直上 5 橫指處即是。

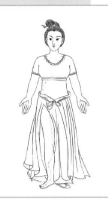

肝經和**肝、膽、胃、肺、膈、眼、頭、咽喉**都有聯繫，雖然循行路線不長，穴位不多，但作用一點也不小。肝經病變易導致女性**月經不調、乳腺增生、子宮肌瘤**等。

乳房脹痛

有些女性總是乳房脹痛、胸悶、腹脹，可以試試每天按揉或敲打期門和太衝各3~5分鐘，堅持15天，症狀即可改善。

章門 LR13

主治：疏肝健脾，理氣散結。主治腹痛、腹脹、口乾、口苦、嘔吐、打嗝、腹瀉。
定位：在側腹部，第 11 肋游離端的下際。正坐，屈肘合腋，肘尖所指處，按壓有酸脹感處即是。

曲泉 LR8

主治：清利濕熱，通調下焦。主治月經不調、子宮脫垂、乳腺增生、陽痿。
定位：在膝部，膕橫紋內側端，半腱肌腱內緣凹陷中。膝內側，屈膝時可見膝關節內側面橫紋端，其橫紋頭凹陷處即是。

艾灸曲泉治婦科病

白帶清稀，又涼又多，月經不調，陰道瘙癢，膝蓋痠痛，每天按揉、敲打或艾灸曲泉20分鐘，7天即可見到效果。

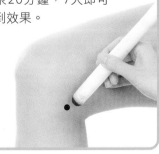

第十四章
督脈

督脈主幹行於身後正中線。按十四經流注與足厥陰肝經銜接，交於任脈。聯繫的臟腑器官主要有胞中（包含丹田、下焦、肝、膽、腎、膀胱）、心、腦、喉、目。督脈運行於人體後背，取其在背後監督的意思。它總管一身的陽氣，對於頭痛腦熱以及陽虛導致的各種症狀都有極好的調治作用，所以，督脈可說是調節陽經氣血的總督。

長強GV1：治療便祕痔瘡的首選

腰俞GV2：腰酸腰痛不用怕

腰陽關GV3：遺精陽痿不復返

命門GV4：強腰膝，補腎氣

懸樞GV5：腰脊強痛就按它

脊中GV6：增強腸腑功能

中樞GV7：健脾胃，促消化

筋縮GV8：善治筋脈拘攣

至陽GV9：快速止痛有絕招

靈台GV10：治療憂鬱失眠的養心穴

神道GV11：緩解心絞痛

身柱GV12：治療咳嗽和氣喘

陶道GV13：常按可愉悅身心

大椎GV14：感冒清熱找大椎

啞門GV15：聲音沙啞不苦惱

風府GV16：感冒及時擦風府

腦戶GV17：頭痛感即刻減輕

強間GV18：讓你睡好心情好

後頂GV19：頭痛眩暈就按它

百會GV20：長命百歲保健穴

前頂GV21：頭暈頭痛找前頂

囟會GV22：頭痛鼻塞不見了

上星GV23：有效緩解眼疲勞

神庭GV24：頭昏嘔吐不怕了

素髎GV25：主治鼻塞

水溝GV26：人體急救「119」

兌端GV27：牙痛鼻塞就揉它

齦交GV28：治療急性腰扭傷有妙招

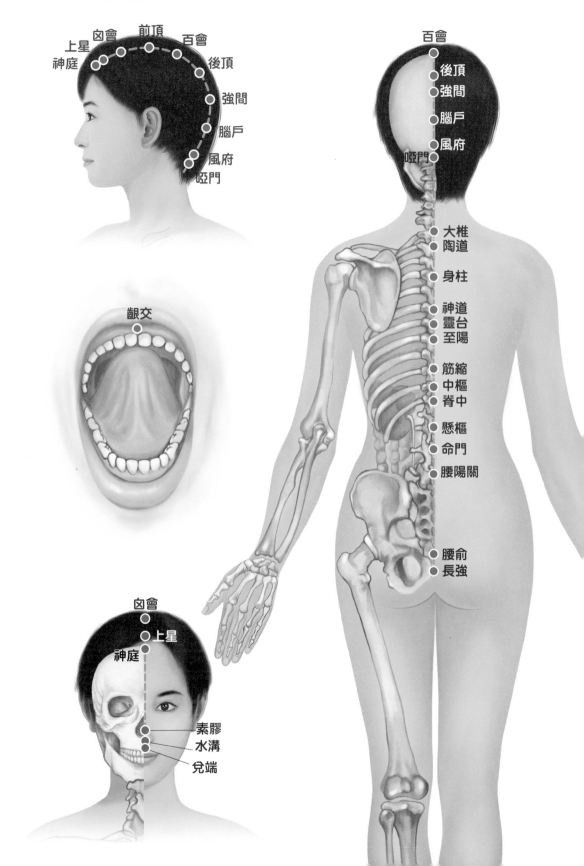

上星　囟會　前頂　百會
神庭　　　　　　　後頂
強間
腦戶
風府
啞門

齦交

百會
後頂
強間
腦戶
啞門　風府

大椎
陶道
身柱
神道
靈台
至陽
筋縮
中樞
脊中
懸樞
命門
腰陽關
腰俞
長強

囟會
上星
神庭
素髎
水溝
兌端

督脈是人體陽氣的**總庫**，是保證人體生命力旺盛的**總源頭**。

脊中 GV6

主治：健脾利濕，寧神鎮驚。主治腹瀉、反胃、吐血、痢疾、痔瘡、小兒疳積。

定位：在背部脊柱區，第11胸椎棘突下凹陷中，後正中線上。兩側肩胛下角連線與後正中線相交處向下推4個椎體，其下緣凹陷處即是。

懸樞 GV5

主治：助陽健脾，通調腸氣。主治遺精、陽痿、不孕、腰脊強痛、下肢痿痺。

定位：在腰部脊柱區，第1腰椎棘突下凹陷中，後正中線上。從命門沿後正中線向上推一個椎體，其上緣凹陷處即是。

命門 GV4

主治：補腎壯陽。主治遺精、陽痿、不孕、腰脊強痛、下肢痿痺。

定位：在腰部脊柱區，第2腰椎棘突下凹陷中。肚臍水平線與後正中線交點，按壓有凹陷處即是。

腰陽關 GV3

主治：祛寒除濕，舒筋活絡。主治腰骶痛、下肢痿痺、遺精、陽痿、月經不調。

定位：在腰部脊柱區，第4腰椎棘突下凹陷中，後正中線上。兩側髂前上棘連線與脊柱交點處，可觸及一凹陷處即是。

腰俞 GV2

主治：調經清熱，散寒除濕。主治腹瀉、便祕、痔瘡、尾骶痛、月經不調。

定位：在骶區，正對骶管裂孔，後正中線上。俯臥，後正中線上，順著脊柱向下，正對骶管裂孔處即是。

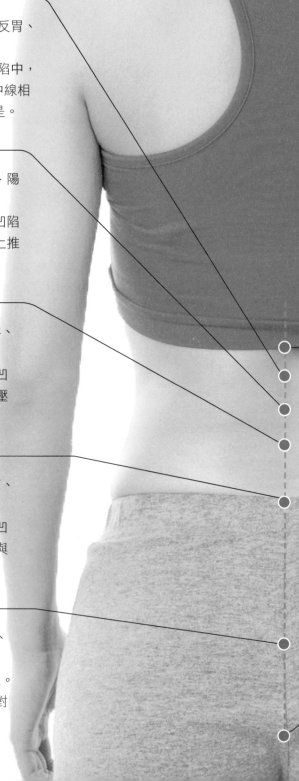

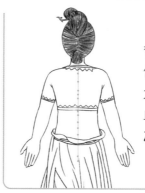

督脈總督**一身之陽經**，六
條陽經都與督脈交會於
大椎，督脈有調節陽經氣
血的作用，故稱為「**陽脈
之海**」。

腎虛

命門、腎俞、志室在腰部的同一水平線上，是
腎精和元氣聚集之地，按摩搓揉這3個穴位，
可以補充元氣，滋養腎精。從而令女人身體強
壯，氣血充足。

中樞 GV7

主治：健脾利濕，清熱止痛。主治嘔吐、腹滿、
胃痛、食慾缺乏、腰背痛。
定位：在背部脊柱區，第10胸椎棘突下凹陷中，
後正中線上。兩側肩胛下角連線與後正中線相
交處向下推3個椎體，其下緣凹陷處即是。

長強 GV1

主治：寧神鎮驚，通便消痔。主治腹瀉、便祕、
便血、痔瘡、女性陰道瘙癢、陰囊濕疹。
定位：在尾骨下方，尾骨端與肛門連線的中點
處。仰臥屈膝，在尾骨端下，尾骨端與肛門連
線中點處即是。

按揉長強治痔瘡
患有痔瘡的女性，按摩長
強會感到酸脹。堅持每天
早晚各揉按1~3分鐘，有
很好的調理作用。

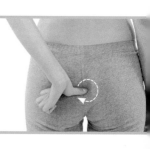

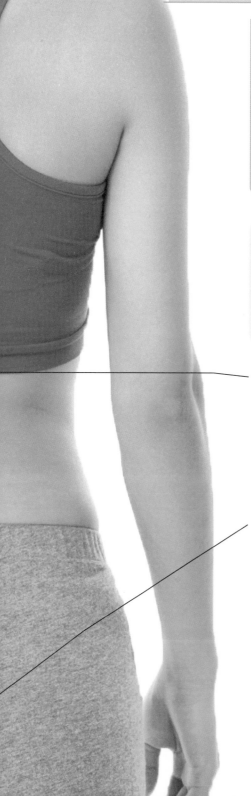

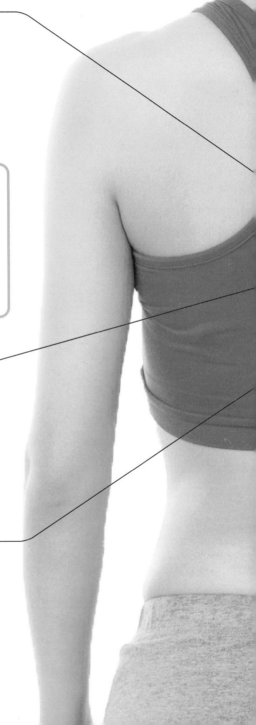

靈台 GV10

主治：清熱化濕，止咳定喘。主治咳嗽、氣喘、頸項僵硬、背痛、憂鬱、失眠。

定位：在背部脊柱區，第 6 胸椎棘突下凹陷中，後正中線上。兩側肩胛下角連線與後正中線相交處向上推 1 個椎體，其下緣凹陷處即是。

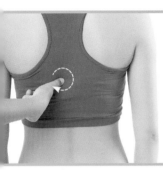

按揉至陽治胃痛

至陽是緩解胃痙攣的重要穴位，治療各種抽筋的病，針對胃痙攣急性的胃痛，用拇指指腹按揉兩三分鐘就好了。

至陽 GV9

主治：利膽退黃，寬胸利膈。主治胃痛、胸脅脹痛、黃疸、腰背疼痛、心悸。

定位：在背部脊柱區，第 7 胸椎棘突下凹陷中，後正中線上。兩側肩胛下角連線與後正中線相交處椎體，其下緣凹陷處即是。

筋縮 GV8

主治：平肝熄風，寧神鎮痙。主治抽搐、脊強、四肢不收、筋攣拘急。

定位：在背部脊柱區，第 9 胸椎棘突下凹陷中，後正中線上。兩側肩胛下角連線與後正中線相交處向下推 2 個椎體，其下緣凹陷處即是。

督脈虛寒還會導致所過部位疾病如痔瘡、脫肛、子宮脫垂等。

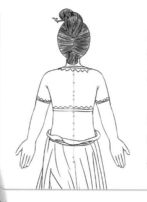

用大拇指和食指的下半部分的側面拿捏督脈稱為**捏脊**。捏脊可以激活「躲」在脊椎兩側大量的**免疫細胞**，以達到**增強體質**的目的。它和刮痧的線路是一樣的。

陶道 GV13

主治：解表清熱，截虐寧神。主治頭痛、目眩、閉經、蕁麻疹、精神病。

定位：在項背部脊柱區，第 1 胸椎棘突下凹陷中，後正中線上。低頭，頸背交界椎骨高突處垂直向下推 1 個椎體，其下緣凹陷處即是。

身柱 GV12

主治：宣肺清熱，寧神鎮咳。主治咳嗽、氣喘、腰脊強痛、神經衰弱、牛皮癬。

定位：在上背部脊柱區，第 3 胸椎棘突下凹陷中，後正中線上。兩側肩胛骨內側角連線與後正中線相交處椎體，其下緣凹陷處即是。

神道 GV11

主治：寧神安心，清熱平喘。主治失眠、肩背痛、小兒驚風、咳嗽、神經衰弱。

定位：在背部脊柱區，第 5 胸椎棘突下凹陷中，後正中線上。兩側肩胛下角連線與後正中線相交處向上推 2 個椎體，其下緣凹陷處即是。

低血壓

不要小看低血壓，它同高血壓一樣可怕。可以選用按揉或溫灸的方法治療低血壓，每天溫灸內關、湧泉和百會各5~10分鐘，對迅速回升血壓有比較明顯的效果。

強間 GV18

主治：醒神寧心，平肝熄風。主治頭痛、頸項強不得回顧、目眩、口喎、癇症。

定位：在頭部正中線上，後髮際正中直上 4 寸。百會與風府連線的中點即是。

腦戶 GV17

主治：醒神開竅，平肝熄風。主治癲狂、癇症、眩暈、頭重、頭痛、頸項僵硬。

定位：在頭部正中線上，枕外隆突的上緣凹陷中。正坐或俯臥，在後正中線上，枕外粗隆上緣的凹陷處即是。

風府 GV16

主治：散風熄風，通關開竅。主治感冒、頸項強痛、眩暈、咽喉腫痛、腦中風。

定位：在頸後區，枕外隆突直下，兩側斜方肌之間凹陷中。沿脊柱向上，入後髮際上 1 橫指處即是。

啞門 GV15

主治：散風熄風，開竅醒神。主治舌緩不語、重舌、失語、大腦發育不全。

定位：在項後，第 2 頸椎棘突上際凹陷中，後正中線上。沿脊柱向上，入後髮際上半橫指處即是。

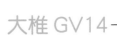

大椎 GV14

主治：清熱解表，截虐止癇。主治感冒發熱、手足怕冷、頸椎病、扁桃腺炎、痤瘡。

定位：在項背部脊柱區，第 7 頸椎棘突下凹陷中，後正中線上。低頭，頸背交界椎骨高突處椎體，其下緣凹陷處即是。

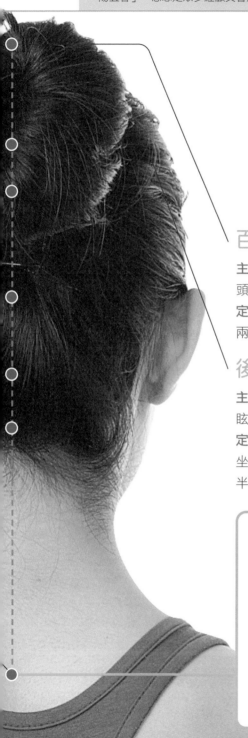

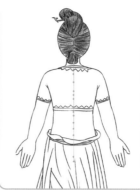

督脈上的**命門、腰陽關、身柱、大椎**為重要的養生穴位，用艾條溫和灸，每次 10~15 分鐘，對整個督脈有很好的保養作用，還可以**提升人體陽氣**，增強抵抗力。

百會 GV20

主治：熄風醒腦，昇陽固脫。主治腦中風、驚悸、頭痛、頭暈、失眠、健忘、耳鳴、眩暈、脫肛、痔瘡、低血壓。
定位：在頭部正中線上，前髮際正中直上 5 寸。正坐，兩耳尖與頭正中線相交，按壓有凹陷處即是。

後頂 GV19

主治：醒神安神，熄風止痙。主治頸項僵硬、頭痛、眩暈、心煩、失眠。
定位：在頭部正中線上，後髮際正中直上 5.5 寸。正坐或俯臥，在後正中線上，前、後髮際之間的中點後半寸處即是。

按揉大椎防感冒

大椎位於督脈之上，能主宰全身陽氣，是調節全身功能的要穴，有祛風除濕、增強機體抗禦外邪的能力，尤其對虛寒和痰濁所致的感冒效果較好。每天用拇指指腹按摩大椎1~3分鐘，具有增強身體抵抗力的作用，可有效預防感冒。

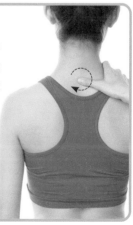

督脈氣血異常，人體主要發生頭腦、五官、脊髓及四肢疾病。

督脈，起源於**女子的胞宮**，與女性的**生殖系統**密切相關。

上星 GV23

主治：熄風清熱，寧神通鼻。主治頭痛、眩暈、目赤腫痛、鼻出血、鼻痛、眼疲勞。

定位：在頭部，正中線上，前髮際正中直上1寸。正坐，前髮際正中直上1橫指處即是。

前頂 GV21

主治：安神醒腦，清熱消腫。主治頭痛、鼻塞、目眩、心悸、面腫、鼻塞。

定位：在頭部，正中線上，前髮際正中直上3.5寸。正坐，從前髮際正中直上約3橫指處即是。

囟會 GV22

主治：安神醒腦，清熱消腫。主治頭痛、鼻塞、目眩、心悸、面腫、鼻塞。

定位：在頭部，正中線上，前髮際正中直上2寸。正坐，從前髮際正中直上2橫指處即是。

神庭 GV24

主治：寧神醒腦，降逆平喘。主治失眠、頭暈、目眩、鼻塞、流淚、目赤腫痛。

定位：在頭部，正中線上，前髮際正中直上0.5寸。正坐，從前髮際正中直上1橫指，拇指指甲中點處即是。

鼻塞

反反覆覆地感冒鼻塞，不僅影響工作更加影響人的心情。掌握2個穴的按摩方法就可以擺脫這種惱人的困境，用拇指指腹按揉印堂和迎香各3~5分鐘，鼻子很快就會通氣了。

刺激水溝可救命

刺激水溝可以升高血壓，而在緊要關頭升高血壓可以保證機體各個重要臟器的血液供應，維持生命活力。用拇指尖掐患者的水溝，每分鐘掐壓20次，每次持續1秒。

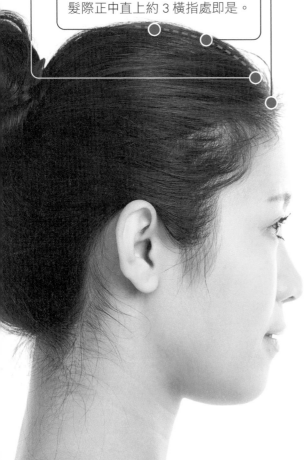

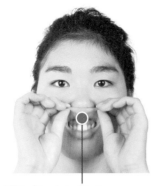

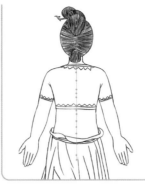

督脈主氣，任脈主血，所以水溝這個地方就是氣血交通的溝渠，從這裡就可以看出**人的氣血水平。**

齦交 GV28

主治：寧神鎮痙，清熱消腫。主治小兒面瘡、鼻塞、鼻息肉、癲狂、心煩。

定位：在上唇內，上唇繫帶與上牙齦的交點。唇內的正中線上，上唇繫帶與上牙齦相接處即是。

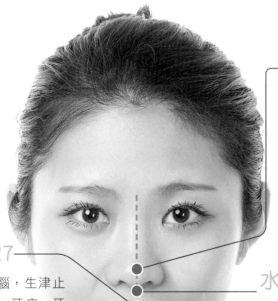

素髎 GV25

主治：清熱消腫，通利鼻竅。主治驚風、昏迷、鼻塞、低血壓、休克、小兒驚風。

定位：在面部，鼻尖的正中央。正坐或仰臥，面部鼻尖正中央即是。

兌端 GV27

主治：寧神醒腦，生津止渴。主治昏迷、牙痛、牙齦痛、鼻塞。

定位：在面部，上唇結節的中點。仰臥，面部人中溝下端的皮膚與上唇的交界處即是。

水溝 GV26

主治：醒神開竅，清熱熄風。主治暈厥、中暑、驚風、面腫、腰脊強痛。

定位：在面部，人中溝的上1/3 與中 1/3 交點處。仰臥，面部人中溝上1/3 處即是。

第十五章
任脈

任脈起於胞中，其主幹行於前正中線，按十四經流注與督脈銜接，交於手太陰肺經。聯繫的臟腑器官主要有胞中（包含丹田、下焦、肝、膽、腎、膀胱）、咽喉、唇口、目。任脈運行的路線和人體的生殖系統相對應，從會陰出來，沿著腹部和胸部正中線上行，與女子經、帶、胎、產等關係密切，是女性一生的保護神。

會陰CV1：專治女性功能障礙

曲骨CV2：通小便調經止痛

中極CV3：解除尿頻尿痛

關元CV4：第一性保健大穴

石門CV5：治療水腫就熱敷

氣海CV6：任脈之補虛要穴

陰交CV7：腹瀉不止揉陰交

神闕CV8：睡前按之補虧虛

水分CV9：水腫腹水常按它

下脘CV10：緩解胃痛促消化

建里CV11：體虛之人的溫補藥

中脘CV12：胃痛、嘔吐有效止

上脘CV13：增加你的胃動力

巨闕CV14：治療胃下垂有良效

鳩尾CV15：皮膚乾燥不用愁

中庭CV16：胸滿嘔吐就找它

膻中CV17：乳汁不足就灸它

玉堂CV18：常按可增強胸腺活力

紫宮CV19：讓呼吸更加順暢

華蓋CV20：咽喉的護理師

璇璣CV21：定喘順氣找璇璣

天突CV22：緩解聲音嘶啞

廉泉CV23：腦中風失語就求它

承漿CV24：治療口腔疾病好幫手

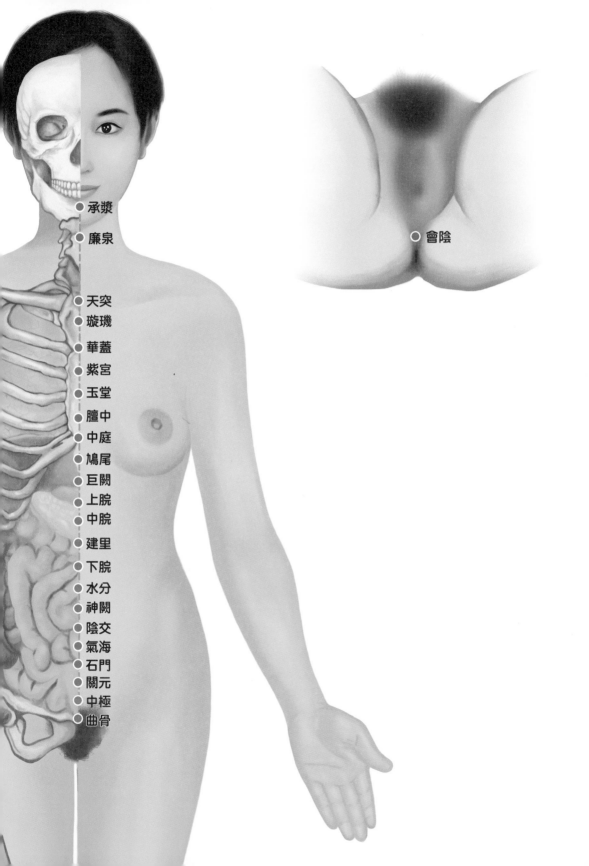

承漿

廉泉

天突
璇璣
華蓋
紫宮
玉堂
膻中
中庭
鳩尾
巨闕
上脘
中脘
建里
下脘
水分
神闕
陰交
氣海
石門
關元
中極
曲骨

會陰

子宮肌瘤

子宮肌瘤是正氣不足、氣血淤滯導致的疾病，可
以通過按揉中極、血海、氣海、三陰交等穴位來
防治，每個穴位按摩3~5分鐘，長期堅持，可以
令身體氣血暢通，減少女性患子宮肌瘤的幾率。

艾灸關元治痛經

在每次月經來臨的前10天開始直
到月經來臨，每天用艾條溫和灸
關元。一般連續治療3個月就能
除根。

註：艾灸應直接對準皮膚，此圖
僅為示意。

關元 CV4

主治：培腎固本，調氣回陽。主治虛胖水腫、月
經不調、痛經、遺精、陽痿、不孕不育、小兒發
熱、白帶過多、腸胃疾病、脂肪肝。
定位：在下腹部，臍中下 3 寸，前正中線上。在
下腹部，正中線上，肚臍中央向下 4 橫指處即是。

中極 CV3

主治：益腎通經。主治尿頻、遺精、月經
不調、痛經、前列腺炎、夜尿症。
定位：在下腹部，臍中下 4 寸，前正中線上。
在下腹部，正中線上，恥骨聯合上緣 1 橫
指處即是。

曲骨 CV2

主治：調經止帶，通利小便。主治遺精、
陽痿、前列腺炎、月經不調、痛經。
定位：在下腹部，恥骨聯合上緣，前正中
線上。在下腹部，正中線上，從下腹部向
下摸到一橫著走行的骨性標誌上緣即是。

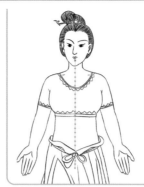

任脈上的**中脘、氣海、關
元**這 3 個重要的穴位，重
點對它們進行刺激，可以
對任脈起到**保養作用**。

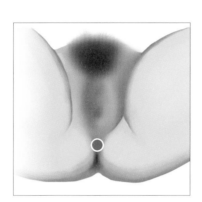

會陰 CV1

主治：醒神鎮驚，通調二陰。
主治陰癢、陰痛、便祕、閉經、
昏迷。

定位：在會陰部。女性在大陰
唇後聯合與肛門連線的中點。
仰臥屈膝，在會陰部，取 2 陰
連線的中點即是。

氣海 CV6

主治：益氣助陽，調經固經。主治小腹疾病、腸胃
疾病、虛證、遺精。

定位：在下腹部，臍中下 1.5 寸，前正中線上。在
下腹部，正中線上，肚臍中央向下與關元之間的中
點處即是。

石門 CV5

主治：理氣止痛，通利水道。主治閉經、帶下、小
腹絞痛、水腫、小便不利。

定位：在下腹部，當臍中下 2 寸，前正中線上。
在下腹部，正中線上，肚臍中央向下 2 橫指處即是。

胃寒

正被胃寒困擾的女性朋友，無論哪個季節，只要胃部感到不適，都可以隔薑灸自己身上的3個穴位：任脈上的中脘和神闕，胃經上的足三里。連續灸1個月症狀就會有明顯的改善。

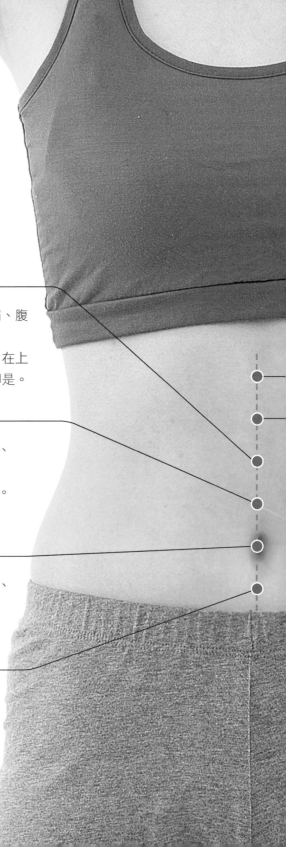

下脘 CV10

主治：健脾和胃，降逆止嘔。主治胃痛、腹痛、腹脹、嘔吐、打嗝、腹瀉。
定位：在上腹部，臍中上 2 寸，前正中線上。在上腹部，正中線上，肚臍中央向上量 2 橫指處即是。

水分 CV9

主治：通調水道，理氣止痛。主治水腫、腹瀉、腹痛、繞臍痛、腸鳴。
定位：在上腹部，臍中上 1 寸，前正中線上。在上腹部，肚臍中央向上量 1 橫指處即是。

神闕 CV8

主治：溫陽救逆，利水固脫。主治腹瀉、腹脹、月經不調、崩漏、遺精、不孕、小兒腹瀉。
定位：在臍區，臍中央。

陰交 CV7

主治：調經固帶，利水消腫。主治陰部多汗濕癢、月經不調、血崩、帶下。
定位：在下腹部，臍中下 1 寸，前正中線上。在下腹部，正中線上，肚臍中央向下量 1 橫指處即是。

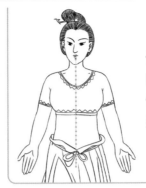

任脈失調也會導致**腹脹、嘔吐、打嗝、食慾缺乏、慢性咽炎**等上腹部消化系統及胸部呼吸系統疾病。

中脘 CV12

主治：和胃降逆，健脾利水。主治胃痛、小兒厭食、嘔吐、高血壓、急性腸胃炎、脂肪肝。
定位：在上腹部，臍中上 4 寸，前正中線上。在前正中線上，胸劍結合與臍中連線的中點即是。

建里 CV11

主治：和胃健脾，通降腑氣。主治胃痛、嘔吐、食慾缺乏、腸中切痛。
定位：在上腹部，臍中上 3 寸，前正中線上。在上腹部，正中線上，中脘穴下 1 橫指處即是。

按揉水分治腹痛
按揉水分有助於腸胃蠕動，鍛鍊腹肌，避免腹痛。按摩時以拇指按揉腹部的水分，按到有溫熱感為止。

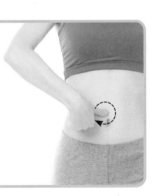

中丹田即膻中，屬任脈，又名上氣海，為「氣」之海。

更年期症候群

更年期女性容易出現失眠、心悸、抑鬱、多慮等症狀，可以經常按揉肩井、三陰交和膻中，對更年期的各種不適症狀有很好的緩解作用。

中庭 CV16

主治：寬胸消脹，降逆止嘔。主治心痛、胸滿、噎膈、嘔吐、小兒吐乳。
定位：在胸部，胸劍聯合中點處，前正中線上。在胸部，由鎖骨往下數第5肋間，平第5肋間隙，當前正中線上即是。

鳩尾 CV15

主治：安心寧神，寬胸定喘。主治咽喉腫痛、偏頭痛、哮喘、嘔吐、胃痛。
定位：在上腹部，胸劍聯合部下1寸，前正中線上。從胸劍聯合部沿前正中線直下量1橫指處即是。

巨闕 CV14

主治：安神寧心，寬胸止痛。主治胃痛、心痛、腹脹、腳氣、急性腸胃炎。
定位：在上腹部，臍中上6寸，前正中線上。在上腹部，正中線上，中脘與胸劍聯合之間的中點處即是。

上脘 CV13

主治：和胃降逆，化痰寧神。主治胃痛、嘔吐、打嗝、納呆、痢疾。
定位：在上腹部，臍中上5寸，前正中線上。在上腹部，中脘上1橫指處即是。

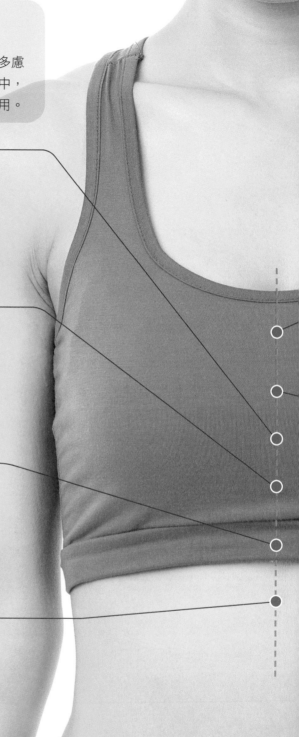

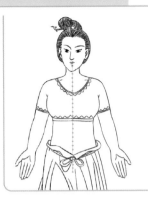

用**艾灸**的方法刺激任脈
上的穴位，對於**女性生
殖系統**有良好的保健養
生作用，能保養整個生
殖系統，**預防早衰**。

玉堂 CV18

主治：寬胸止痛，止咳平喘。主治咳嗽、
胸痛、嘔吐、哮喘、氣短喘息。
定位：在胸部，橫平第 3 肋間隙，前正中
線上。在胸部，由鎖骨往下數第 3 肋間隙，
平第 3 肋間隙，當前正中線上即是。

膻中 CV17

主治：理氣止痛，生津增液。主治胸悶、
氣短、氣管炎、咳喘、嘔吐、更年期症候群、
產婦乳少、乳房脹痛。
定位：在胸部，橫平第 4 肋間隙，前正中
線上。在胸部，由鎖骨往下數第 4 肋間隙，
平第 4 肋間隙，當前正中線上即是。

按摩膻中治產婦乳汁不足

膻中在兩乳中間，中醫認為
能行氣開鬱，對其進行指壓
或按摩可治療乳房疼痛、
產婦乳汁不足等病症。

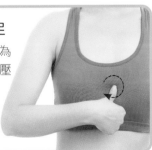

任脈主血，所以如果人的血氣足，臉色就相對比較紅潤。

咽喉腫痛

平時説話説多了或者吃了太多辛辣的食物
都有可能引起咽喉腫痛，此時可以用拇指
指腹按揉廉泉、水突和列缺各3~5分鐘，
力度不要太大，疼痛很快就會得到緩解。

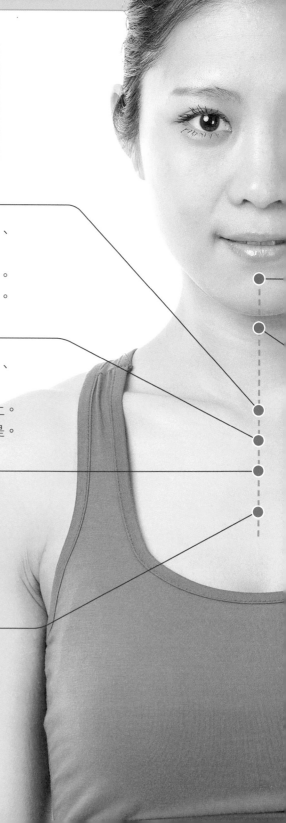

天突 CV22

主治：宣通肺氣，消痰止咳。主治哮喘、咳嗽、
咯吐膿血、暴喑、咽喉腫痛、小兒感冒。
定位：在頸前區，胸骨上窩中央，前正中線上。
仰臥，由喉結直下可摸到一凹陷，中央處即是。

璇璣 CV21

主治：寬胸利肺，止咳平喘。主治咳嗽、氣喘、
胸脅支滿、胸痛、咽喉腫痛。
定位：在胸部，胸骨上窩下 1 寸，前正中線上。
仰臥，從天突沿前正中線向下量 1 橫指處即是。

華蓋 CV20

主治：寬胸利肺，止咳平喘。主治咳嗽、
氣喘、咽喉腫痛、胸脅支滿、胸痛。
定位：在胸部，橫平第 1 肋間隙，前正中
線上。在胸部，由鎖骨往下數第 1 肋間隙，
平第 1 肋間隙，當前正中線上即是。

紫宮 CV19

主治：寬胸理氣，止咳平喘。主治咳嗽、
氣喘、胸脅支滿、胸痛、食慾缺乏。
定位：在胸部，橫平第 2 肋間隙，前正中
線上。在胸部，由鎖骨往下數第 2 肋間隙，
平第 2 肋間隙，當前正中線上即是。

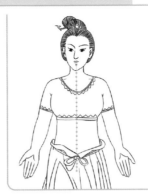

任脈起於**胞中**，具有調節月經，促進女子生殖功能的作用，故有「**任主胞胎**」之説。

承漿 CV24

主治：生津斂液，舒筋活絡。主治腦中風昏迷、口眼喎斜、流涎、牙關緊閉。

定位：在面部，頦唇溝的正中凹陷處。正坐仰靠，頦唇溝正中按壓有凹陷處即是。

按壓承漿治昏迷

遇到有人昏迷不省人事時，用拇指指尖掐按承漿30秒，力度可以稍稍重一些，病人很快就會甦醒了。

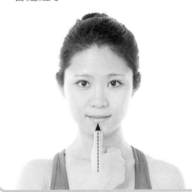

廉泉 CV23

主治：利喉舒舌，消腫止痛。主治舌下腫痛、舌強不語、口舌生瘡、口苦。

定位：在頸前區，喉結上方，舌骨上緣凹陷中，前正中線上。仰坐，從下巴沿頸前正中線向下推，喉結上方可觸及舌骨體，上緣中點處即是。

第十六章　經外奇穴

頭頸部奇穴

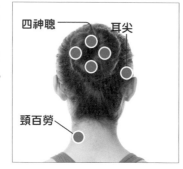

頸百勞 EX-HN15

主治：延緩衰老。主治支氣管炎、支氣管哮喘、肺結核、頸椎病。

定位：在頸部，第 7 頸椎棘突直上 2 寸，後正中線旁開 1 寸。

四神聰 EX-HN1

主治：鎮靜安神，清頭明目，醒腦開竅。主治失眠、健忘、癲癇、頭痛、眩暈。

定位：在頭部，百會前、後、左、右各旁開 1 寸，共 4 穴。先找百會，其前後左右各量 1 橫指處即是，共 4 穴。

當陽 EX-HN2

主治：疏風通絡，清熱明目。主治失眠、健忘、癲癇、頭痛、眩暈。

定位：在頭部，瞳孔直上，前髮際上 1 寸。直視前方，沿瞳孔垂直向上，自髮際直上 1 橫指處即是。

太陽 EX-HN5

主治：清肝明目，通絡止痛。主治感冒、失眠、健忘、癲癇、頭痛、眩暈、鼻出血、目赤腫痛、三叉神經痛、面癱、小兒感冒。

定位：在頭部，眉梢與目外眥之間，向後約 1 寸的凹陷中。眉梢與目外眥連線中點向後 1 橫指，觸及一凹陷處即是。

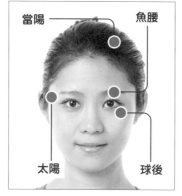

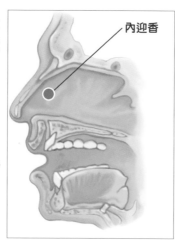

魚腰 EX-HN4

主治：鎮驚安神，疏風通絡。主治口眼喎斜、目赤腫痛、三叉神經痛、視物模糊、白內障。

定位：在額部，瞳孔直上，眉毛中。直視前方，從瞳孔直上眉毛中即是。

球後 EX-HN7

主治：清熱明目。主治視神經炎、青光眼、斜視、虹膜睫狀體炎。

定位：在面部，眶下緣外 1/4 與內 3/4 交界處。把眼眶下緣分成 4 等份，外 1/4 處即是。

內迎香 EX-HN9

主治：清熱通竅。主治頭痛、目赤腫痛、鼻炎、咽喉炎、中暑。

定位：在鼻孔內，當鼻翼軟骨與鼻甲交界的黏膜處。正坐仰靠，在鼻孔內，當鼻翼軟骨與鼻甲交界的黏膜處即是。

耳尖 EX-HN6

主治：清熱袪風，解痙止痛。主治急性結膜炎、臉腺炎、沙眼、頭痛、高血壓。

定位：在耳區，在外耳輪的最高點。坐位，將耳郭折向前方，耳郭上方尖端處即是。

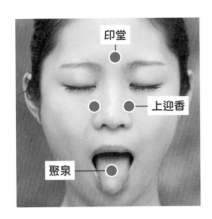

聚泉 EX-HN10

主治：清散風熱，袪邪開竅。主治咳嗽、哮喘、語言障礙、味覺減退。

定位：在口腔內，舌背正中縫的中點處。正坐，張口伸舌，舌背正中縫的中點處即是。

海泉 EX-HN11

主治：袪邪開竅，生津止渴。主治口舌生瘡、嘔吐、腹瀉、咽喉炎、糖尿病。

定位：在口腔內，舌下繫帶中點處。正坐，張口，舌轉捲向後方，舌下繫帶中點處即是。

上迎香 EX-HN8

主治：清利鼻竅，通絡止痛。主治過敏性鼻炎、鼻竇炎、鼻出血、嗅覺減退。

定位：在面部，鼻翼軟骨與鼻甲的交界處，近鼻唇溝上端處。沿鼻側鼻唇溝向上推，上端盡頭凹陷處即是。

印堂 EX-HN3

主治：清頭明目，通鼻開竅。失眠、頭痛、眩暈、過敏性鼻炎、三叉神經痛。

定位：在頭部，兩眉毛內側端中間的凹陷中。兩眉頭連線中點處即是。

金津 EX-HN12

主治：清洩熱邪，生津止渴。主治口腔炎、咽喉炎、語言障礙、昏迷。

定位：在口腔內，舌下繫帶左側的靜脈上。伸出舌頭，舌底面，繫帶左側的靜脈上即是。

玉液 EX-HN13

主治：清洩熱邪，生津止渴。主治口腔炎、咽喉炎、語言障礙、昏迷。

定位：在口腔內，舌下繫帶右側的靜脈上。伸出舌頭，舌底面，繫帶右側的靜脈上即是。

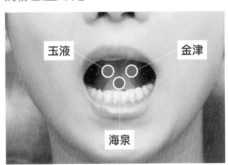

翳明 EX-HN14

主治：清洩熱邪，生津止渴。主治遠視、近視、白內障、青光眼、耳鳴、頭痛、眩暈、失眠、精神病。

定位：在項部，翳風後 1 寸。

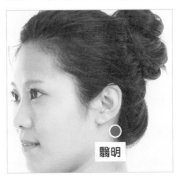

背部奇穴

胃脘下俞 EX-B3

主治：健脾和胃，理氣止痛。主治胃炎、
胰腺炎、支氣管炎、肋間神經痛。
定位：在背部，橫平第 8 胸椎棘突下，
後正中線旁開 1.5 寸。兩側肩胛下角
連線與後正中線相交處向下推 1 個椎
體，下緣旁開 2 橫指處即是。

夾脊 EX-B2

主治：調節臟腑機能。主治心、肺、上
肢疾病，腸胃疾病，腰、腹、下肢疾病。
定位：在脊柱區，第 1 胸椎至第 5 腰椎
棘突下兩側，後正中線旁開 0.5 寸，一
側 17 穴。低頭，頸背交界椎骨高突處
椎體，向下推共有 17 個椎體，旁開半
橫指處即是。

胸腹部奇穴

子宮 EX-CA1

主治：調經理氣，升提下陷。
主治月經不調、子宮脫垂、骨
盆腔炎、闌尾炎。
定位：在下腹部，臍中下 4
寸，前正中線旁開 3 寸。
恥骨聯合中點上緣上量
1 橫指，旁開 4 橫指
處即是。

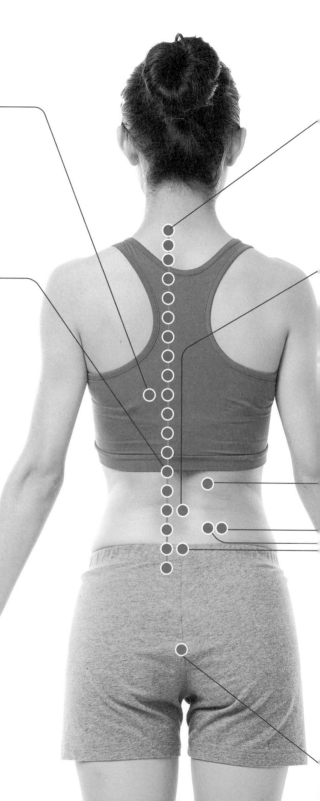

定喘 EX-B1

主治：止咳平喘，通宣理肺。主治支氣管炎、支氣管哮喘、百日咳、落枕。

定位：在脊柱區，橫平第 7 頸椎棘突下，後正中線旁開 0.5 寸。低頭，頸背交界椎骨高突處椎體，椎體下旁開半橫指處即是。

下極俞 EX-B5

主治：強腰健腎。主治腎炎、遺尿、腸炎、腰肌勞損、陽痿、遺精。

定位：在腰部，第 3 腰椎棘突下。兩側髂前上棘連線與脊柱交點向上推 1 個椎體，下緣凹陷處即是。

痞根 EX-B4

主治：健脾和胃，理氣止痛。主治胃痙攣、胃炎、肝炎、肝脾腫大、腎下垂。

定位：在腰部，橫平第 1 腰椎棘突下，後正中線旁開 3.5 寸。肚臍水平線與後正中線交點向上推 1 個椎體，在其棘突下，旁開 3.5 寸處即是。

十七椎 EX-B8

主治：強健骨骼。主治月經不調、胎位不正、腰骶部疼痛。

定位：在腰部，當後正中線上，第 5 腰椎棘突下凹陷中。兩側髂前上棘水平線與脊柱交點向下推 1 個椎體，其棘突下即是。

腰眼 EX-B7

主治：強腰健腎。主治腰痛、睪丸炎、遺尿、腎炎、腰肌勞損、婦科病。

定位：在腰部，橫平第 4 腰椎棘突下，後正中線旁開約 3.5 寸凹陷中。俯臥，兩側髂前上棘水平線與脊柱交點旁開約 1 橫指凹陷處即是。

腰宜 EX-B6

主治：強腰健腎。主治睪丸炎、遺尿、腎炎、腰肌勞損。

定位：在腰部，橫平第 4 腰椎棘突下，後正中線旁開約 3 寸凹陷中。俯臥，兩側髂前上棘連線與脊柱交點旁開 4 橫指凹陷處即是。

腰奇 EX-B9

主治：防痔瘡，止便祕。主治癲癇、失眠、頭痛、便祕、痔瘡。

定位：在骶部，尾骨端直上 2 寸，骶角之間凹陷中。順著脊柱向下觸，尾骨端直上 3 橫指凹陷處即是。

上肢奇穴

肘尖 EX-UE1

主治：增強手臂關節靈活性。主治淋巴結核、癰疔瘡瘍。

定位：在肘後部，尺骨鷹嘴的尖端。屈肘，摸到肘關節的最尖端處，即為此穴。

二白 EX-UE2

主治：調和氣血，提肛消痔。主治前臂神經痛、胸脅痛、脫肛、痔瘡。

定位：在前臂前區，腕掌側遠端橫紋上 4 寸，橈側腕屈肌腱的兩側，一肢 2 穴。握拳，拇指側一筋凸起，腕橫紋直上 5 橫指處與筋交點兩側即是。

中泉 EX-UE3

主治：強健肌肉。主治支氣管炎、支氣管哮喘、胃炎、腸炎。

定位：在前臂後區，腕背側遠端橫紋上，指總伸肌腱橈側凹陷中。手用力稍屈，總伸肌腱與腕背橫紋交點靠拇指側的凹陷處即是。

中魁 EX-UE4

主治：疏通經絡，降逆和胃。主治反胃、嘔吐、急性胃炎、賁門梗阻、鼻出血。

定位：在手指，中指背面，近側指間關節的中點處。中指背側靠近心臟端的指骨間關節中點處即是。

大骨空 EX-UE5

主治：退翳明目。主治目痛、結膜炎、白內障、急性腸胃炎。

定位：在手指，拇指背面，指間關節的中點處。抬臂俯掌，拇指指關節背側橫紋中點處即是。

小骨空 EX-UE6

主治：明目止痛。主治眼腫痛、咽喉炎、掌指關節痛、吐瀉。

定位：在手指，小指背面，近側指間關節的中點處。小指背側第 2 指骨關節橫紋中點處即是。

腰痛點 EX-UE7

主治：舒筋通絡，化瘀止痛。主治急性腰扭傷、頭痛、目眩、耳鳴、氣喘。

定位：在手背，第 2、第 3 掌骨及第 4、第 5 掌骨間，腕背側遠端橫紋與掌指關節中點處，一側 2 穴。手背第 2、第 3 掌骨及第 4、第 5 掌骨間，當掌骨長度中點處即是。

肘尖

外勞宮 EX-UE8

主治：通經活絡，祛風止痛。主治頸椎病、落枕、偏頭痛、咽喉炎、手背紅腫。

定位：在手背，第 2、第 3 掌骨間，掌指關節後 0.5 寸（指寸）凹陷中。手背第 2、第 3 掌骨間，從掌指關節向後半橫指處即是。

八邪 EX-UE9

主治：祛風通絡，清熱解毒。主治手指關節疾病、手指麻木、手腫、頭痛。

定位：在手背，第 1~5 指間，指蹼緣後方赤白肉際處，左右共 8 穴。手背，兩手第 1~5 指間各手指根部之間，皮膚顏色深淺交界處即是。

四縫 EX-UE10

主治：消食導滯，祛痰化積。主治百日咳、哮喘、小兒消化不良、腸蛔蟲病。

定位：在手指，第 2~5 指掌面的近側指間關節橫紋的中央，一手 4 穴。手掌側，第 2~5 指近指關節中點即是。

十宣 EX-UE11

主治：清熱開竅。主治昏迷、休克、急性腸胃炎、高血壓。

定位：在手指，十指尖端，距指甲游離緣 0.1 寸（指寸），左右共 10 穴。仰掌，十指微屈，手十指尖端，距指甲游離緣尖端 0.1 寸處即是。

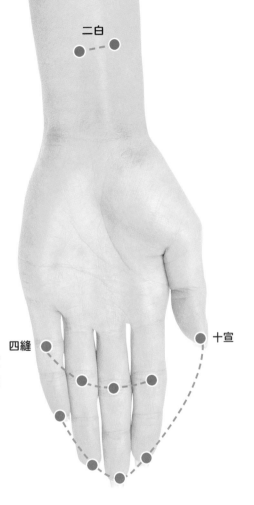

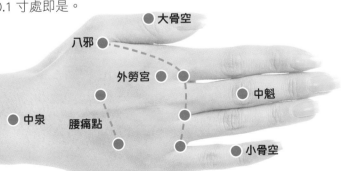

下肢奇穴

百蟲窩 EX-LE3

主治：祛風活血，驅蟲止癢。主治蕁麻疹、風疹、皮膚瘙癢症、濕疹、蛔蟲病。
定位：在股前區，髕底內側端上 3 寸。屈膝，血海上 1 量橫指處即是。

髖骨 EX-LE1

主治：強健腿部肌肉。主治腿痛、膝關節炎。
定位：在股前區，當梁丘兩旁各 1.5 寸，一側 2 穴。膝關節上，膝部正中骨頭上緣正中凹陷處即是。

外膝眼 EX-LE5

主治：活血通絡，疏利關節。主治各種原因引起的下肢無力、膝關節炎。
定位：在髕韌帶兩側凹陷處。在內側的稱內膝眼，在外側的稱外膝眼。坐位，微伸膝關節，膝蓋下左右兩個凹窩處即是。

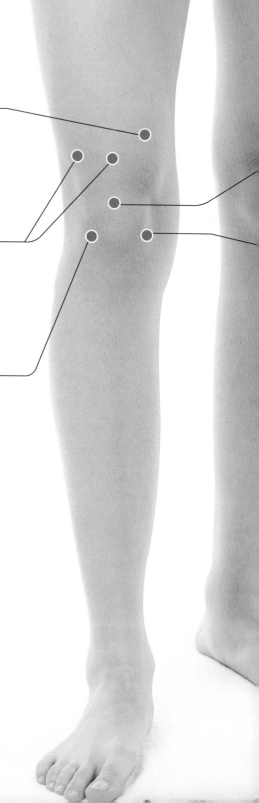

鶴頂 EX-LE2

主治：通利關節。主治膝關節炎、下肢無力、腦血管疾病後遺症。

定位：在膝前區，髕底中點的上方凹陷處。正坐垂足，膝部正中骨頭上緣正中凹陷處即是。

內膝眼 EX-LE4

主治：活血通絡，疏利關節。主治各種原因所致的膝關節炎。

定位：在膝部，髕韌帶內側凹陷處的中央。在髕韌帶兩側凹陷處。在內側的稱內膝眼。

膽囊 EX-LE6

主治：利膽通腑。主治急、慢性膽囊炎，膽結石，下肢癱瘓。

定位：在小腿外側，腓骨小頭直下 2 寸。小腿外側上部，陽陵泉直下約 2 橫指處即是。

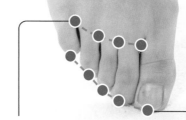

八風 EX-LE10

主治：祛風通絡，清熱解毒。主治頭痛、
牙痛、足部腫痛、趾痛、月經不調。
定位：在足背，第 1~5 趾間，趾蹼緣後
方赤白肉際處，左右共 8 穴。足 5 趾各
趾間縫紋頭盡處即是。

內踝尖 EX-LE8

主治：舒筋活絡。主治牙痛、腓腸
肌痙攣、寒熱腳氣。
定位：在踝區，外踝的最凸起處。
正坐垂足，外踝之最高點處即是。

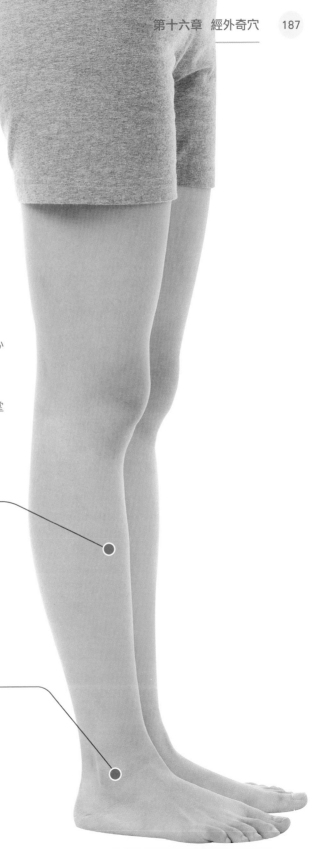

氣端 EX-LE12

主治：通絡開竅。主治足背腫痛、足趾麻木、腦血管意外、腦中風。

定位：在足趾，十趾端的中央，距趾甲游離緣 0.1 寸（指寸），左右共 10 穴。正坐垂足，足十趾尖端趾甲游離尖端即是。

獨陰 EX-LE11

主治：調理沖任。主治小腸疝氣、心絞痛、女人乾嘔、月經不調。

定位：在足底，第 2 趾的蹠側遠端，趾間關節的中點。仰足，第 2 足趾掌面遠端，趾關節橫紋中點處即是。

闌尾 EX-LE7

主治：清熱解毒，化瘀通腑。主治急、慢性闌尾炎，胃炎，下肢癱瘓。

定位：在小腿外側，髕韌帶外側凹陷下 5 寸，脛骨前嵴外 1 橫指。足三里向下量約 2 橫指處即是。

外踝尖 EX-LE9

主治：舒筋活絡。主治下牙痛、腓腸肌痙攣。

定位：踝區，內踝尖的最凸起處。正坐垂足，內踝之最高點處即是。

附錄 穴位拼音速查

中醫婦科對症調理按摩大全：
一本女性專屬的全身經絡穴位保養圖典

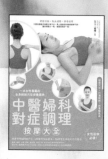

作　　　者	查煒
發　行　人	林敬彬
主　　　編	楊安瑜
編　　　輯	張淑萍、高雅婷
內頁編排	方皓承
封面設計	走路花工作室
編輯協力	陳于雯、高家宏

出　　　版	大都會文化事業有限公司
發　　　行	大都會文化事業有限公司
	11051台北市信義區基隆路一段432號4樓之9
	讀者服務專線：(02)27235216
	讀者服務傳真：(02)27235220
	電子郵件信箱：metro@ms21.hinet.net
	網　　　址：www.metrobook.com.tw

郵政劃撥	14050529 大都會文化事業有限公司
出版日期	2022年11月初版一刷
定　　　價	380元
I S B N	978-626-96370-9-6
書　　　號	Health+190

Metropolitan Culture Enterprise Co., Ltd
4F-9, Double Hero Bldg., 432, Keelung Rd., Sec. 1, Taipei 11051,
Taiwan
Tel:+886-2-2723-5216　Fax:+886-2-2723-5220
Web-site:www.metrobook.com.tw　E-mail:metro@ms21.hinet.net

國家圖書館出版品預行編目（CIP）資料

中醫婦科對症調理按摩大全：一本女性專屬的全身
經絡穴位保養圖典 / 查煒 著. ── 初版. ── 臺北
市：大都會文化事業有限公司，2022.11
192 面 ;17x23 公分. -- (Health+190)

1. 按摩 2. 經穴 3. 婦女健康
413.92　　　　　　　　　　　　　　111016031